BEI GRIN MACHT SICH IHR WISSEN BEZAHLT

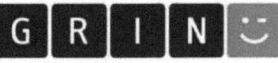

Sokratische Gesprächsführung in der Arzt-Patienten-Kommunikation. Fiktive Praxisfälle von Jugendlichen zwischen 13 und 17 Jahren

Lisa Lambardt

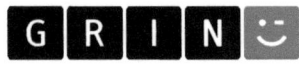

Bibliografische Information der Deutschen Nationalbibliothek:

Die Deutsche Nationalbibliothek verzeichnet diese Publikation in der Deutschen Nationalbibliografie; detaillierte bibliografische Daten sind im Internet über http://dnb.d-nb.de abrufbar.

ISBN: 9783346664662
Dieses Buch ist auch als E-Book erhältlich.

© GRIN Publishing GmbH
Nymphenburger Straße 86
80636 München

Druck und Bindung: Books on Demand GmbH, Norderstedt Germany
Gedruckt auf säurefreiem Papier aus verantwortungsvollen Quellen

Das Buch bei GRIN: https://www.grin.com/document/1239953

Hausarbeit

Sokratische Gesprächsführung in der Arzt-Patienten-Kommunikation
-Fiktive Praxisfälle von Jugendlichen zwischen 13 und 17 Jahren-

SRH-Riedlingen Fernhochschule – The mobile University

Modul: Beratung & Gesundheitskommunikation (MBEGEK)

Studiengang: Prävention & Gesundheitspsychologie M. Sc.

Eingereicht von:

Lisa Lambardt

Münster, den 28. November 2020

Inhaltsverzeichnis

Abbildungsverzeichnis

Abkürzungsverzeichnis

HLS-EU	European Health Literacy Survey
HLS-GER	German Health Literacy Survey

In dieser Fallstudie wird die gewohnte männliche Sprachform bei personenbezogenen Substantiven aus Gründen der leichteren Lesbarkeit verwendet. Dies ist keine Benachteiligung des weiblichen Geschlechts und ist im Sinne der sprachlichen Einfachheit halber als geschlechtsneutral zu verstehen.

1. Einleitung

1.1 Problemstellung

Die gelingende Arzt-Patienten-Kommunikation hat eine zunehmend herausragende Bedeutung. Die Patientencompliance bei diagnostischen und therapeutischen Maßnahmen aktiv mitzuwirken nimmt ab. Grund dafür ist vor Allem eine unzureichende Kommunikation von Arzt zu Patient. Kommunikationsstörungen entstehen, weil Ärzte unzureichend Rücksicht auf die Sprache ihrer Patienten nehmen. Viele medizinisch versorgungsbedürftige Menschen verstehen den Sachverhalt in Arzt-Patienten-Gesprächen nicht. Die vom medizinischen Personal verwendete Fachsprache führt in der Konsequenz dazu, dass Patienten Befunde, Diagnosestellungen, Medikationspläne, sowie die Notwendigkeit einer Medikation und das therapeutische Vorgehen nicht verstehen. Weiterhin sind einige Ärzte nicht dazu bereit, den Patientengesprächen ihre volle Aufmerksamkeit zu schenken und den Betroffenen mit Verständnis für deren individuelle Situation zu begegnen (vgl. Lamers, 2017, S. 1 f.). Einige Mediziner verfolgen auch heute noch ein nicht mehr angemessenes paternalistisches Selbstverständnis nach welchem der partnerschaftliche Einbezug des Patienten in den medizinischen Prozess keinen Stellenwert hat (vgl. Schröter, 2014, S. 27).

Eine Untersuchung des Wissenschaftlichen Instituts der AOK (WIdO) hat ergeben, dass rund 67,8 Prozent der kassenärztlich Versicherten gesundheitsrelevante Empfehlungen nicht begreifen (vgl. Zok, 2014, S. 1 ff.). Ergebnisse der europäischen Gesundheitskompetenz-Studie (auch: HLS-EU) zeigen, dass die Hälfte der Befragten aus acht EU-Ländern über eine unzureichende Gesundheitskompetenz verfügen. Informationen zur Prävention, sowie zur Gesundheitsförderung und zur Vorsorge können weder verstanden, noch beurteilt oder erfolgreich angewendet werden (vgl. HLS-EU Consortium, 2012; vgl. Kolpatzik, Schaeffer, Vogt, 2018, S. 8.). Die European Health Literacy Survey ergab drüber hinaus, dass das Gesundheitskompetenzniveau für Deutschland, für das Land NRW, bei elf Prozent der Befragten inadäquat ist und bei rund 35, 3 Prozent problematisch ist, sowie bei 34,1 Prozent ausreichend und bei nur 19,6 Prozent exzellent. Die deutsche Gesundheitskompetenz-Studie (auch: HLS-GER) untersuchte die Gesundheitskompetenz von 2000 Befragten im Alter ab 15 Jahren. Hier zeigte sich, dass mit 54,3 Prozent jeder zweite ab 15 Jahren daran scheitert gesundheitsrelevante Informationen zu finden und anzuwenden (vgl. Schaeffer, Vogt, Berens, Hurrelmann, 2016, S. 39 ff.). Weiterhin ist die Gesundheitskompetenz der bildungsfernen 15- bis 25-Jährigen in Deutschland (NRW) bei über 35,3 Prozent problematisch. Das zeigt eine Studie des Bundesgesundheitsblattes von 2015. Hier wurden 1000 Probanden befragt, von denen die Hälfte zwischen 15 und 25 Jahren alt war und mindestens einen Hauptschulabschluss hatte (vgl. HLS-EU Consortium, 2012; vgl. Quenzel, Schaeffer, Messer, Vogt, 2015, S. 951 ff.). Um so wichtiger ist eine gelingende Kommunikation durch Professionen, wie Ärzte. Ihnen wird an dieser Stelle eine besondere Verantwortung zugesprochen.

1.2 Zielsetzung

Die dargelegte Problematik zeigt, dass es einer professionellen kommunikativen Vermittlung von Informationen bedarf, um einen bestmöglichen, selbstbestimmten Heilungsprozess für Patienten zu gewährleisten. Aufgrund dessen ist die Zielsetzung dieser Studie, die grundlegenden Anforderungen gelingender Kommunikation darzulegen und zu erläutern, aus welchen Gründen die Arzt-Patienten-Kommunikation besonderen Anforderungen unterliegt. Darüber hinaus ist es ebenfalls zielführend darzulegen, inwiefern das Modell der sokratischen Gesprächsführung die Anforderungen der Arzt-Patienten-Kommunikation würdigt.

Insbesondere bildungsferne Kinder und Jugendliche haben, wie bereits in der Einleitung angeführt, eine deutlich niedrigere Gesundheitskompetenz als die Allgemeinbevölkerung (vgl. Quenzel et al., 2015, S. 951). Für diese Zielgruppe stellt also die Förderung von Patientencompliance und Gesundheitskompetenz mittels adäquater Kommunikation eine besondere Wichtung dar. Deswegen lautet die Leitfrage dieser Arbeit: Inwiefern ist eine gelingende Arzt-Patienten-Kommunikation unter Berücksichtigung der Methodik der sokratischen Gesprächsführung bei Jugendlichen möglich? Womöglich bedarf es einer offenen, zugewandten und verständnisvollen Haltung des Arztes, die schlussendlich zu einem Erkenntnisgewinn des Betroffenen und zu einer eigenverantwortlichen Lösung für das Problem des jugendlichen Patienten führt. Dabei wird im methodischen Teil der Arbeit die sokratische Gesprächsführung auf drei fiktive Praxisfälle von Jugendlichen zwischen 13 und 17 Jahren beleuchtet. Letztendlich ist es zielführend Handlungsempfehlungen zur Verbesserung der Kommunikation zwischen Arzt und Patient abzuleiten. Zunächst für Kinder und Jugendliche und schließlich allgemeine Empfehlungen.

1.3 Aufbau der Arbeit

Die theoretischen Grundlagen gelingender Kommunikation werden im zweiten, theoretischen Kapitel dieser Arbeit vorgestellt. Dazu werden die Kommunikationsmodelle von Paul Watzlawick (1967/ 2011) (Kapitel 2.2.1) und Friedmann Schulz von Thun (2013) (Kapitel 2.2.2), sowie Empathie, Wertschätzung und Kongruenz im Sinne der klientenzentrierten Gesprächspsychotherapie (Kapitel 2.2.3) und darüber hinaus Gründe für gelingende Arzt-Patienten-Gespräche (Kapitel 2.2.4) dargestellt. Des Weiteren wird auf die besonderen Anforderungen der Arzt-Patienten-Kommunikation eingegangen (Kapitel 3). Hierzu werden Gründe für misslingende Arzt-Patienten-Gespräche aufgeführt (Kapitel 3.3.1), und die Kommunikation mit Kindern- und Jugendlichen beleuchtet (Kapitel 3.3.2). Auch das Modell der sokratischen Gesprächsführung wird hier dargelegt (Kapitel 3.3.3).

Darauf aufbauend werden im anwendungsbezogenen Kapitel dieser Arbeit (4) drei fiktive Fallbeispiel der Arzt-Patienten-Kommunikation mit Jugendlichen im Alter zwischen 13 und 17 Jahren vorgestellt. Zunächst berichten die Jugendlichen von in ihren Augen missglücken Gesprächen mit Ärzten (Kapitel 4.4.1). Darauf hin werden die drei Praxisfälle im Lichte gelingender Kommunikation diskutiert und für jeden Fall beispielhafte Dialoge zu gelingender Kommunikation mittels sokratischer Gesprächsführung vorgestellt (Kapitel 4.2). Abschließend möchte ich aus den gewonnenen Erkenntnissen konkrete Handlungsempfehlungen aussprechen, um zu zeigen wie eine gelingende Kommunikation zwischen Arzt und Patient gefördert werden kann (Kapitel 5). Es folgen Diskussion, sowie Ausblick und Fazit (Kapitel 6&7).

2. Theoretische Grundlagen gelingender Kommunikation

2.1 Kommunikation nach Paul Watzlawick

Im Folgenden werden an erster Stelle die zentralen Grundlagen gelingender Kommunikation dargelegt. Hierzu wird die Kommunikation nach Paul Watzlawick (1967/ 2011) mit besonderer Berücksichtigung seiner Axiome vorgestellt und anschließend das Vier-Seiten-Modell nach Friedmann Schulz von Thun (2013). Des Weiteren möchte ich im Rahmen gelingender Kommunikation kurz die klientenzentrierte Gesprächsführung nach Carl Rogers (1956) als geeignete Methode, um wertschätzend, emphatisch und kongruent zu kommunizieren darlegen. Im Anschluss daran werden Gründe für eine gelingende Arzt-Patienten-Kommunikation benannt.

Modelle zur menschlichen Kommunikation, wie von Watzlawick[1] und Kollegen (1967/2011) oder von Schulz von Thun[2] ermöglichen es über Kommunikation zu sprechen. Die Modelle befähigen dazu eine Vogelperspektive einzunehmen und die Kommunikationssituation zu betrachten und zu beschreiben. Verhalten von Kommunikationspartnern kann eingeordnet werden und Störungen werden sichtbar (vgl. Lubienetzki, Schüler-Lubienetzki, 2020, S. 16). Die Kommunikation über Kommunikation wird als Metakommunikation bezeichnet (vgl. s.o., S. 9; vgl. Watzlawick, Beavin, Jackson, 1967/ 2011, S. 47).

„Menschliche Kommunikation ist die verbale und nonverbale Interaktion zwischen mindestens zwei Personen. […] Menschen die sich begegnen kommunizieren." (Lubienetzki et al., 2020, S. 7, nach Watzlawick et al., 1967/ 2011). Um Kommunikationssituationen zu verstehen haben Watzlawick und Kollegen (1967/ 2011) fünf Axiome[3] formuliert, die im Folgenden kurz aufgeführt werden: Das **erste Axiom** lautet „Man kann nicht nicht kommunizieren" (S. 60). Dieses Axiom basiert auf der Annahme, dass jedes Lebewesen zu jedem Zeitpunkt ein spezielles Verhalten aufzeigt (verbal und nonverbal) und dadurch kommuniziert. Menschliches Verhalten sei als grundlegende Eigenschaft zu bezeichnen, welche immer beständig ist (vgl. Lubienetzki et al., 2020, S. 8, nach Watzlawick et al., 1967/ 2011). Watzlawick, Beavin und Jackson (2017, S. 58) formulieren diesen Umstand folgender Maßen: „Man kann sich nicht nicht verhalten." In zwischenmenschlichen Situationen hat Verhalten einen Mitteilungscharakter, unabhängig davon ob Menschen beabsichtigt oder unbeabsichtigt miteinander in Kommunikation treten. Sobald ein Mensch einen Anderen wahrnimmt, wird Verhalten unweigerlich in eine Mitteilung übersetzt. Dabei spielen Umweltfaktoren (Anzahl von Personen im Raum, Helligkeit/ Dunkelheit, Lautstärke), aber auch subjektive interpretative Anteile und Beziehungen eine Rolle. Auf der Basis dieser Annahme erklärt sich das erste Axiom: Wenn menschliches Verhalten als grundlegende Eigenschaft immerfort Botschaften kommuniziert,

---

[1] Paul Watzlawick: 25. Juli 1921 – 31. März 2007. Österreichischer Kommunikationswissenschaftler und Psychotherapeut, Philosoph und Autor.
[2] Friedmann Schulz von Thun: 6. August 1944. Deutscher Kommunikationswissenschaftler und Psychologe.
[3] Axiom: Ein absolut wahrer Grundsatz, dessen Wahrheitsgehalt keines Beweises bedarf (vgl. Spektrum. Online Wörterbuch der Psychologie, 2020, Axiom: https://www.spektrum.de/lexikon/psychologie/axiom/1865).

so kann man nicht nicht kommunizieren. (vgl. Lubienetzki, et al., S. 8 f., S. 12; vgl. Watzlawick et al., 1967/ 2011, S. 60).

Das **zweite Axiom** lautet: „Jede Kommunikation hat einen Inhalts- und Beziehungsaspekt, derart, dass letzterer den ersteren bestimmt [...]." (Watzlawick et al., 1967/2011, S. 64). Für Watzlawicks Modell (1967/ 2011) hat die zwischenmenschliche Beziehung einen kommunikationsbestimmenden Charakter. Auf Grundlage der Beziehung zwischen (mindestens) zwei Menschen werden Aussagen unterschiedlich interpretiert. So kann die Aussage „Du siehst heute gut aus" als Kompliment gewertet werden (auf partnerschaftlicher Beziehungsebene). Anderseits kann die Aussage als Beleidigung aufgefasst werden und für den Empfänger implizieren, dass dieser an anderen Tagen nicht gut aussieht (auf Beziehungsebene eines Arbeitsverhältnisses) (vgl. Lubienetzki, et al., 2020, S. 12 f.).

Das **dritte Axiom** lautet: „Die Natur einer Beziehung ist durch die Interpunktion seitens der Partner bestimmt." (Watzlawick et al., 1967/ 2011, S. 69 f.). Dieses Axiom meint, dass Kommunikationspartner einen Startpunkt für die Kommunikation setzen. Sobald die Startpunkte voneinander abweichen treten Störungen auf (vgl. Lubienetzki, 2020, S. 14): Kommunikation hat einen zirkulären Charakter. Das bedeutet, dass eine Reaktion immer Ursache und Wirkung ist (vgl. Bamberger, 2015, S. 35). Sobald sich Kommunikationspartner aber in einem linearen Ursache-Wirkung-Denken verfangen, ist deren Kommunikation von Vorwürfen und Selbstverteidigungen geprägt. Eine Störung der Kommunikation entsteht (vgl. Watzlawick, 1967/ 2011, S. 67). Die Folgenden Abbildungen sollen die Gegebenheiten von zirkulärer und gestörter Kommunikation verdeutlichen:

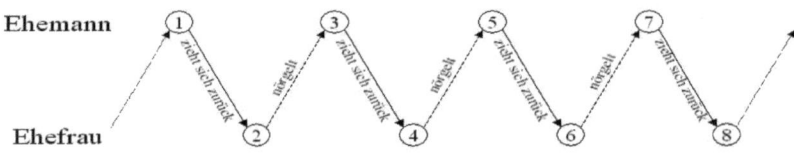

Abbildung 1. Störung der Kommunikation durch unterschiedliche Interpunktierung.
Quelle: Watzlawick, 1967/ 2011, S. 67.

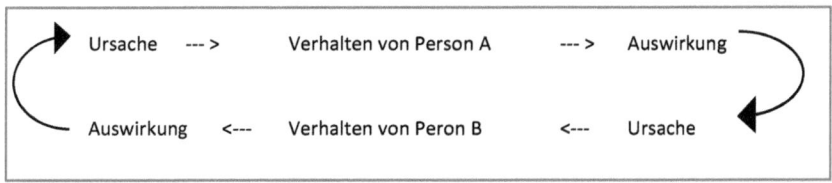

Abbildung 2. Zirkuläre Kommunikation.
Quelle: Eigene Abbildung in Anlehnung an Bamberger, 2015, S. 35.

Das **vierte Axiom** lautet: „Menschliche Kommunikation bedient sich digitaler und analoger Modalitäten." (Watzlawick et al., 1967/ 2011, S. 78). Dieses Axiom beschreibt die Art und Weise der Kommunikation. Auf digitaler Ebene werden primär Sachinhalte kommuniziert. Diese werden mit Sprache, Zeichen und Symbolen vermittelt. Die analoge Ebene meint die Beziehungsebene. Auf dieser Ebene wird mittel Mimik, Gestik und Verhalten kommuniziert. Ausdrucksformen auf analoger Ebene sind von Mehrdeutigkeit geprägt. So können Tränen Freude, aber auch Trauer ausdrücken (vgl. Lubienetzki et al., 2020, S. 14 f.). Beabsichtigte Botschaften können mittels einer Kombination aus analoger und digitaler Kommunikation vermittelt werden (vgl. s.o., S. 15, nach Watzlawick, 1967/ 2011).

Das **fünfte Axiom** lautet:

Zwischenmenschliche Kommunikationsabläufe sind entweder symmetrisch oder komplementär, je nachdem, ob die Beziehung zwischen den Partnern auf Gleichheit oder Unterschiedlichkeit beruht (Watzlawick et al., 1967/ 2011, S. 81).

Bei symmetrischer Kommunikation verhalten sich die Kommunikationspartner spiegelbildlich. Die Beziehung zueinander ist insofern übereinstimmend definiert, als dass beide Partner nach Gleichheit streben: Freude wird mit Freude gespiegelt. Die komplementäre Kommunikation charakterisiert sich durch zueinander passendes und erwartetes unterschiedliches Verhalten. Komplementäre Kommunikation findet zum Beispiel zwischen Studierenden und Lehrenden statt. Wenn die komplementären Erwartungen aneinander nicht erfüllt werden, dann tritt eine Kommunikationsstörung ein. Man versteht sich einfach nicht (vgl. Lubienetzki et al., 2020, S. 15). Der Erfolg einer Kommunikation hängt damit von der übereinstimmenden Definition der Beziehung der Interaktionspartner ab, unabhängig davon ob von symmetrischem oder komplementärem Charakter (vgl. s.o., nach Watzlawick et al., 1967/ 2011).

Watzlawick hat auf Basis dieser Axiome das einfache Sender-Empfänger-Modell nach Shannon und Waever (1972, S. 7) weiterentwickelt. Das Sender-Empfänger-Modell postuliert, dass Nachrichten verschlüsselt vom Sender übergeben werden und vom Empfänger entschlüsselt werden müssen. Das geschieht immer in einem situativen Kontext. Laut Watzlawicks erweitertem Kommunikationsmodell werden Nachrichten nicht nur ausgetauscht und entschlüsselt. Deren Inhalt wird durch darüber hinaus durch die Interaktion der Kommunikationspartner beeinflusst (vgl. Lubienetzki et al., 2020, S. 12.).

Des Weiteren betonen Watzlawick und Kollegen (2017), dass die Benennung der Axiome als solcher in Frage zu stellen sei. Ob es sich tatsächlich um grundlegende Eigenschaften von Kommunikation handele sei „beim gegenwärtigen Stand unseres Wissens eine offene Frage." Es handele sich um „provisorische Formulierungen, die weder Anspruch auf Vollständigkeit noch auf Endgültigkeit erheben können." (Watzlawick, Beavin, Jackson, 2017, S. 57).

2.2 Die vier Seiten einer Nachricht von Friedmann Schulz von Thun

Die Nachricht eines Senders muss vom Empfänger dekodiert werden. Schulz von Thun verwendet das Bild der vier Ohren um Genanntes zu verdeutlichen: Der Empfänger einer Nachricht hört diese mit dem Ohr der Sachebene, mit dem Ohr der Beziehungsebene, dem Selbstoffenbarungsohr und mit dem Ohr der

Appellebene. Der Empfänger dekodiert die vom Sender übermittelte Nachricht und gibt ihr eine spezifische Bedeutung. Dabei ist die Reaktion des Empfängers von seiner Interpretation der Nachricht bestimmt (vgl. Lubienetzki et al., 2020, S. 33). Daraus folgt, dass es insgesamt vier Seiten bzw. Ebenen gibt, auf welchen kommuniziert wird. Ähnlich wie Watzlawick betont auch Schulz von Thun die individuelle Interpunktion der Kommunikation (vgl. Lubienetzki et al., 2020, S. 34, nach Watzlawick et al., 1967/ 2011, nach Schulz von Thun, 2013). Darüber hinaus spricht von Thun in diesem Zusammenhang (2013) von einer „übersummativen Gleichung" (S. 97). Demnach hat die aus der Interaktion zweier Menschen resultierende Eigendynamik eine stärkere Wichtung als die subjektiven Anteile der beiden Kommunikationspartner (vgl. Lubienetzki et al., 2020, S. 34).

Im Folgenden wird nun auf die vier Seiten einer Nachricht eingegangen: Die **erste Seite** bezieht sich auf den Sachinhalt einer Nachricht. Um diesen dekodieren zu können müssen Sender und Empfänger den selben Zeichensatz nutzen (Sprache, Formen, Symbole, Gehörlosen-/ Zeichensprache). Sollten die Zeichensätze nicht übereinstimmen, entstehen Missverständnisse und die Kommunikation wird gestört. Störungen können in diesem Fall u.a. durch die Verwendung von Fremdwörtern oder Fachsprache entstehen (vgl. Lubienetzki et al., 2020, S. 30). Man denke bei Letzterem an die Arzt-Patienten-Kommunikation welche infolgedessen gestört wird (s. Kap. 1.1; vgl. Lamers, 2017, S. 1 f.). Die **zweite Seite** beinhaltet die Beziehungsebene: Ähnlich wie bei Watzlawicks zweitem Axiom ist der Erfolg der Kommunikation von der übereinstimmenden Definition der Beziehung von Sender und Empfänger abhängig. Worte und Verhalten werden auf Basis der Beziehung gewählt und angepasst. Bei nicht übereinstimmender Beziehungsdefinition kommt es zu Irritationen, welche die Kommunikation stören. Die Selbstoffenbarung ist die **dritte Seite** einer Nachricht. Ein Mensch der kommuniziert offenbart immer etwas seiner selbst. Sein Verhalten gibt Hinweise auf die verinnerlichte Haltung und auf die emotionale Empfindung. Die **vierte Seite** meint, dass hinter jeder Botschaft einer Nachricht eine Absicht steht. Wird die Absicht vom Sender verdeckt gehalten spricht man von Manipulation (vgl. Lubienetzki et al., 2020, S. 31).

Jede Nacht beinhaltet mehrere Botschaften. Die Botschaften einer Nachricht können explizit oder implizit sein. Implizite Nachrichten werden über das Verhalten eines Senders vermittelt, also nonverbal. Ausgehend von dem Verhältnis der expliziten und impliziten Botschaften kann eine Nachricht einen kongruenten oder inkongruenten Charakter besitzen (vgl. Lubienetzki et al., 2020, S. 32, nach Schulz von Thun, 2013): „Eine Nachricht heißt kongruent, wenn alle Signale in die gleiche Richtung weisen, wenn sie in sich stimmig sind." (Schulz von Thun, 2013, S. 39). Gesagtes und Verhalten stimmen kongruent überein (vgl. Lubienetzki et al., 2020, S. 32). Es handelt sich um eine inkongruente Nachricht, wenn „die sprachlichen und nichtsprachlichen Signale nicht zueinander passen." (Schulz von Thun, 2013, S. 39). Gesagtes und Verhalten stimmen inkongruent nicht miteinander überein (vgl. Lubienetzki et al., 2020, S. 32). Um inkongruente Nachrichten entschlüsseln zu können, muss der Empfänger Hilfe zur Interpretation in Anspruch nehmen. Dazu zählen der Kontext einer Nachricht, die Mimik und Gestik des Senders, oder aber auch der Tonfall (vgl. s.o., nach Schulz von Thun, 2013). Schließlich lässt sich an dieser Stelle festhalten, dass eine Nachricht mehrere Botschaften beinhaltet, dessen Interpretation vom Empfänger abhängig ist.

Eine Nachricht besitzt mehrere Ebenen: Sachebene, Beziehungsebene, die Ebene der Selbstoffenbarung und die Appellebene. Das verdeutlicht abschließend des Kapitels folgende Verbildlichung:

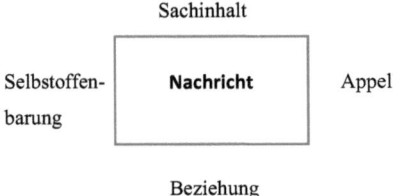

Abbildung 3. Die vier Seiten einer Nachricht. Verbale und Nonverbale Kommunikation.
Quelle: Eigene Darstellung in Anlehnung an Schulz von Thun, 2013, S. 15.

2.3 Klientenzentrierte Gesprächspsychotherapie: Empathie, Wertschätzung und Kongruenz

Die klientenzentrierte Gesprächspsychotherapie ist eine geeignete Methode, um empathisch, wertschätzend und kongruent zu kommunizieren. Übereinstimmend mit Schulz von Thun (2013) und mit Watzlawick (1967/ 2011) hat das Beziehungsangebot bei der klientenzentrierten Gesprächspsychotherapie eine herausragende Bedeutung.

Das Beratungs- und Therapiemodell wurde von dem amerikanischen Psychologen Carl Rogers (1902-1987) entwickelt. 1956 wurde das Modell von den Psychologen Reinhard und Annemarie Tausch unter den hier verwendeten Begrifflichkeiten ins Deutschsprachige überführt (vgl. Weinberger, 2013, S. S19, S. 31). Ausgehend davon,

dass die Klientin in sich die Fähigkeit hat, sich in konstruktiver Weise zu entwickeln, geht es in der Gesprächspsychotherapie darum, Bedingungen herzustellen, die dieses Entwicklungspotential aktivieren.

(s.o.).

Mit Betroffenen soll erarbeitet werden, welche Probleme vorliegen und welche Handlungsschritte notwendig sind. Dabei ist es besonders wichtig, dass Patienten eine Einsicht aus sich selbst heraus empfinden und darüber eine Verhaltensveränderung eingehen (vgl. s.o., S. 20, nach Rogers, 1961). Im Folgenden werden nun die drei wesentlichen Therapeutenmerkmale Empathie, Wertschätzung und Kongruenz beleuchtet. Diese Merkmale stellen die Basis für eine Klienten-Therapeutenbeziehung her (vgl. Weinberger, 2013, S. 31) und sind damit von besonderer Bedeutung für gelingende Kommunikation: Sich **empathisch zu verhalten** bedeutet, „den inneren Bezugsrahmen des anderen [...] wahrzunehmen, mit all seinen emotionalen Komponenten [...] als ob man die andere Person wäre [...]" (Rogers, 1959, S. 37). Durch die Wahrnehmung und das Verstehen des inneren Erlebens des Patienten und einer präzisen Mitteilung dieses Erlebens, kann der Betroffene seine inneren Einstellungen und Empfindungen aus Distanz wahrnehmen und reflektieren. Empathisches Verstehen wird durch Schweigen, Körperkontakt oder mittels Sprache mitgeteilt (vgl. Weinberger, 2013, S. 42). Um empathisch zu reagieren ist es hilfreich, den emotionalen Anteil einer Aussage zu fokussieren, im Sinne der Selbstoffenbarung nach Schulz von Thun (2013): Welche Botschaft übermittelt der Sender über sich selbst? Die Appellebene (Schulz von Thun, 2013) einer Aussage sollte dazu in den Hintergrund treten (vgl. Weinberger, 2013, S. 44). Darüber hinaus ist es wichtig eine einfache Wortwahl zu treffen und keine Fachtermini zu benutzen. Letzteres wurde in der Einleitung bereits als Störfaktor für gelinge Arzt-Patienten-Kommunikation genannt (s. Kapitel 1.1 Problemstellung).

Wertschätzung meint „eine Person zu schätzen, ungeachtet der verschiedenen Bewertungen, die man selbst ihren verschiedenen Verhaltensweisen gegenüber hat" (Rogers, 1959, S. 35). Bei diesem Beziehungsprinzip geht es darum, den Patienten grundsätzlich zu akzeptieren, unabhängig von seinen Verhaltensweisen. Schwächen und Fehler des Patienten haben dabei keine Wichtung. Positive sowohl als auch negative Verhaltensweisen werden gleichermaßen nicht bewertet und akzeptiert. Die uneingeschränkte Wertschätzung führt zu einem Gefühl von Akzeptanz und damit einhergehend zu einem Abbau von Ängsten und von Verteidigungsverhalten (vgl. Weinberger, 2013, S. 59 ff.). In der Konsequenz zeigt sich Einsicht in individuelle Problematiken (vgl. s.o., S. 62).

Kongruenz bedeutet als Therapeut mit sich selbst übereinzustimmen. Man muss sich seinen Empfindungen bewusst sein und dieses in der Kommunikation mit dem Patienten vermitteln. Echte Gefühle sollten angenommen werden und in angebrachten Momenten dem Patienten gegenüber geäußert werden (vgl. Rogers, 1997, S. 32). Dadurch kann Vertrauen von Seiten des Patienten gefasst werden und Probleme können offenen besprochen werden (vgl. Weinberger, 2013, S. 67). Laut Schulz von Thun (2010) setzt Kongruenz voraus, dass die helfende Person einen gewissen Selbstwert besitzt und innerhalb ihrer Institution ohne Ängste und Vorbehalte handeln kann (vgl. S. 124).

An dieser Stelle sei nun abschließend Folgendes zu betonen: Laut Bundesgesundheitsblatt 2012 unterzieht sich die Rolle des unmündigen Patienten einem Wandlungsprozess. So würde eine stärkere Patientenorientierung, im Sinne einer Berücksichtigung der Interessen und Bedürfnisse der Patienten, im Gesundheitswesen gefordert (vgl. Faller, 2012, S. 1106; vgl. Faller, 2012, S. 1106, nach Robert Koch-Institut, 2006). Die patientenorientierte Gesprächsführung kann dieser Forderung gerecht werden, da sie die (emotionalen) Patientenbedürfnisse berücksichtigt.

2.4 Gründe für gelingende Arzt-Patienten-Gespräche

In diesem Kapitel geht es um folgende Fragen: Welche Wichtung hat die Kommunikation zwischen Arzt und Patient? Und damit einhergehend: Was sollten Ärzte bei der Arzt-Patienten-Kommunikation berücksichtigen? Welche Konsequenzen haben diese Berücksichtigungen im Hinblick auf den Behandlungserfolg?

Das Kommunikationsverhalten des Arztes ist ein signifikanter Faktor für die Patientenzufriedenheit. In diesem Zusammenhang konnten folgende förderliche Verhaltensweisen eines Arztes identifiziert werden: Das Erfragen, sowie Wahrnehmen von Gefühlen des Patienten und die Rückmeldung über diese Gefühle mit empathischem Charakter, proaktive Informationsvermittlung auf dem sprachlichen Niveau des Patienten, Verstehen des subjektiven Krankheitskonzeptes, sowie der persönlichen Erwartungen und Wahrnehmungen (vgl. Farin, 2010, S. 277-291). Empathisches Verhalten, also die Wahrnehmung des emotionalen Zustandes des Patienten und die Rückmeldung dessen, ist ebenfalls im Sinne der patientenorientierten Gesprächspsychotherapie nach Carl Rogers (1959) eine wichtige Haltung des Helfenden (s. Kapitel 2.2.3 Klientenzentrierte Gesprächspsychotherapie: Empathie, Wertschätzung und Kongruenz). Die Empathiefähigkeit des Arztes kann als wesentlicher Faktor für gelingende Kommunikation identifiziert werden (vgl. Neumann, Bensing, Mercer et al., 2009, S. 339 – 346).

Forscher in den USA fanden heraus, dass Ärzte, welche von wenig Kunstfehlerklagen betroffen sind, deutlich mehr gesprächserleichternde Aussagen treffen als Ärzte die von Kunstfehlerklagen betroffen sind. Dazu wurden Arzt-Patienten-Gespräche auf Tonband aufgenommen und nach einem Analysesystem ausgewertet. Als gesprächserleichternde Aussagen wurden offene Fragen die den Einbezug des Patienten fördern erfasst, wie in etwa: *Was halten Sie von diesem Medikationsplan? Was könnte Ihre Beschwerden verursacht haben?* Weiterhin kristallisierten sich Kommentare zur Orientierung (Ablauf der Behandlung) als förderlich für die Patientenzufriedenheit heraus (vgl. Levinson, Roter, Mullooly, et al., 1997, S. 553-559). Laut Bundesgesundheitsblatt (2012, S. 1107) erleichtern es Ärzte dadurch „den Patienten, angemessene Erwartungen über den weiteren Gang des Arzt-Patienten-Kontaktes zu entwickeln" und Informationen darüber zu bekommen wann individuelle Sorgen besprochen werden können.

Auch nonverbale Kommunikation sollte bei der Arzt-Patienten-Kommunikation berücksichtigt werden. Eine andere Studie aus den USA zeigt, dass Chirurgen mit dominanter und sorgloser Stimme deutlich mehr Kunstfehlerklagen hatten, also solche Ärzte mit umsorgender und einfühlsamer Stimmlage (vgl. Ambady, La Plante, Nguyen, et al., 2002, S. 5-9).

Die Studienlage im Bereich der Arzt-Patienten-Kommunikation ist vielseitig. Aufgrund der Limitation dieser Arbeit lassen sich deshalb nur einige, wenige Ergebnisse präsentieren. Diese weisen insgesamt deutlich darauf hin, dass Patienten Partizipation wünschen. Aber: Nicht alle Patienten möchten aktiv in den Behandlungsprozess miteinbezogen werden und Verantwortung übernehmen (vgl. Bundesgesundheitsblatt, 2012, S. 1107, nach Haerter, Loh, Spies, 2005). Als wesentliche Einflussfaktoren für den Wunsch nach aktiver Teilnahme am Behandlungsprozess werden Persönlichkeitseigenschaften, Erfahrungen und soziodemographische Merkmale in Erwägung gezogen (vgl. Farin, 2010, S. 277-291). Daraus folgt, dass Ärzte im Vorhinein mit ihren Patienten besprechen sollten, inwiefern diese in den Behandlungsprozess mit einbezogen werden möchten. Danach sollte sich die Art und Weise der Kommunikation des Arztes richten.

Studien deuten darauf hin, dass die hier dargelegten Kommunikationseigenschaften zu folgenden positiven Outcomes führen: Günstige Behandlungsergebnisse zeigen sich insbesondere in der Folgen von patientenorientiertem Kommunikationsverhalten des Arztes (vgl. Farin, 2010, S. 227-291; vgl. Loh, Simon, Härter, 2007, S. 1483-1488). Gespräche innerhalb welcher Patienten ihre Erwartungen und Ängste schildern können, sowie über ihre Erkrankung ausführlich informiert werden und emotional unterstützt werden, führen zu einer Verbesserung des Gesundheitszustandes, zu einer Verbesserung des Funktionsniveaus, zur

Symptomreduktion, zu einer besseren Schmerzkontrolle, sowie zu guten physiologischen Behandlungsresultaten (Behandlung von Blutdruck und Diabetes Mellitus) (vgl. Stewart, Brown, Donner et al., 2000, S. 796-804). Wertschätzung und Empathie führen zu einer Reduktion von Angst, Depressionen und Schmerz (vgl. Dibbelt, Schaidhammer, Fleischer, Greitemann, 2010, S. 315-325).

Abschließend lassen sich an dieser Stelle folgende Anforderungen an die Arzt-Patienten-Kommunikation festhalten: Ärzte sollten Patienten in den Behandlungsprozess miteinbeziehen, indem offene, patientenorientierte Fragen gestellt werden. Dabei ist eine empathische Haltung ein wichtiger Faktor für gelingende Kommunikation. Darüber hinaus hat nonverbale Kommunikation insofern positive Auswirkungen auf die Patientenzufriedenheit, als dass mittels dieser Fürsorge und Bemühungen des Arztes vermittelt werden können (vgl. Farin, 2010, S. 277-291; vgl. Levinson et al., 1997, S. 553-559; vgl. Ambady et al., 2002, S. 5-9).

3. Besondere Anforderungen an die Arzt-Patienten-Kommunikation

3.1 Gründe für eine misslingende Arzt-Patienten-Kommunikation

Die Arzt-Patienten-Kommunikation kann aus unterschiedlichen Gründen misslingen. Die Ursachen hierfür liegen primär in den inneren Rahmenbedingungen des Arztes, oder des Patienten, sowie in den äußeren Rahmenbedingungen (vgl. Invernizzi, 2018, S.1 ff.).

Die Möglichkeiten und Fähigkeiten des **Arztes** sind von seiner emotionalen Verfassung abhängig: Ist der Arzt emotional stabil und in der Lage sich mit der Erkrankung anderer Menschen allseitig auseinanderzusetzen? Inwiefern setzen Zeit- und Leistungsdruck Ärzten zu? Grundsätzlich fordert die massive Verantwortung eine Berücksichtigung der emotionalen und physischen Bedürfnisse des Arztes, um Krankheiten erfolgreich zu behandeln (vgl. Invernizzi, 2018, S. 3). Im Umkehrschluss bedeutet das: Patienten-Gespräche misslingen aufgrund mangelnder Selbstfürsorge des Fachpersonals.

Ebenso ist die Gefühlswelt des **Patienten** zum Zeitpunkt eines Arzt-Patienten-Gespräches von Bedeutung. Gespräche misslingen insofern Patienten mit negativen Erwartungen in Gespräche mit Ärzten gehen und sich den Ärzten und deren Fachwissen gegenüber nicht offen zeigen. Arzt-Patienten-Gespräche sind nicht mehr zielführend, sobald Patienten sich den Informationen des Arztes verschließen, kein Vertrauen in den behandelnden Arzt haben und mangelnde Bereitschaft für eine gemeinsame Therapie zeigen (vgl. Invernizzi, 2018, S. 3). Hier möchte ich kurz anmerken: Mittels sokratischer Fragentechniken sollte es gelingen, die Offenheit und Mitarbeit zu fördern. Die speziellen, geleiteten Fragetechniken der sokratischen Gesprächsführung verfolgen einen individuellen Erkenntnisgewinn des Patienten, unter Berücksichtigung seiner eigenen Lebenserfahrungen. Dysfunktionale Gedanken (Blockaden und Misstrauen) können nämlich mittels sokratischer Gesprächsführung abgebaut werden (vgl. Einsle & Hummel. 2015, S. 29 f.)

Zum **äußeren Bezugsrahmen** zählen eine freundliche und beruhigende Atmosphäre, in welcher Arzt-Patienten-Gespräche stattfinden. Ärzte, die Gespräche zwischen Tür und Angel führen, wirken wenig bemüht auf deren Patienten. Auch eine freundliche Begrüßung mit Blickkontakt und Händedruck ist wichtig (vgl. Invernizzi, 2018, S. 2). Das betrifft nonverbale Kommunikation, die auch laut Watzlawick und

Kollegen (1967/ 2011) und Schulz von Thun (2013) eine wichtige Art zu kommunizieren darstellt (s. auch Kapitel 2.2.1 Kommunikation nach Paul Watzlawick; s. auch Kapitel 2.2.2 Die vier Seiten einer Nachricht nach Schulz von Thun).

Erschwerend hinzu kommt, dass die unterschiedlichen Ebenen auf welchen Kommunikation stattfindet zu Missverständnissen und Frustration führen kann. Das geschieht, sobald eine Information des Arztes vom Patienten anders verstanden wird als vom Arzt ursprünglich intendiert. Das wiederum führt beim Patienten ggf. zu ausgeprägten Stressreaktionen, welche sich negativ auf den Heilungsprozess auswirken kann. Das nennt man nocebo-Effekt. In der Folge können ungünstige Aufschaukelungsprozesse in der Kommunikation zwischen Arzt und Patient entstehen, welche die negativen Effekte zwischen beiden Parteien begünstigen (vgl. Invernizzi, 2018, S. 4). Insgesamt sind sieben Fehler, welche der Arzt-Patienten-Kommunikation schaden, zu nennen: Patienten unterbrechen die Schilderungen des Arztes im Durchschnitt schon nach 18 Sekunden; Gespräche weisen einen Mangel in ihrer Struktur auf; Patienten fühlen sich durch geschlossene und Suggestivfragen eingeengt; Erklärungen zu Befunden sind missverständlich; Kommunikation findet vertikal statt (der Arzt als Lehrer); Probleme werden psychologisiert, ohne dass psychosomatische Beschwerden vorliegen; Emotionale und psychosoziale Gesprächsinhalte werden vom Arzt ignoriert (vgl. s.o., nach Decker, 2005).

Abschließend sei festzuhalten, dass die Kommunikation vom Arzt, sowohl als auch vom Patienten gestört werden kann. Die Arzt-Patienten-Kommunikation gestaltet sich durch komplexe Zusammenhänge, die sowohl von den subjektiven Anteilen beider Kommunikationspartner geprägt ist, als auch von den äußeren Rahmenbedingungen. Insbesondere die nonverbale Kommunikation als auch die unterschiedlichen Ebenen auf welche Kommunikation stattfindet stellen eine besondere Herausforderung für Arzt und Patient dar.

3.2 Kommunikation mit Kindern und Jugendlichen

Um die Kommunikation mit Kindern und Jugendlichen erfolgreich zu gestalten, müssen drei wesentliche Besonderheiten beachtet werden: Die Mehrpersonen-Konstellation in Gesprächen, der Entwicklungsstand des Kindes/ Jugendlichen und die Partizipation (vgl. Damm, Trapp, 2018, S. 76). Genanntes ist insofern von besonderer Bedeutung, als dass eine gute Kommunikation mit jungen Patienten mehr Informationen für den Arzt bereitstellt, die Kooperation der Kinder und Jugendlichen fördert und in der Folge zu zufriedenstellenden Behandlungsergebnissen führt (vgl. Damm et al., 2018, S. 76).

In den meisten Fällen konsultieren Kinder und Jugendliche einen Arzt in Anwesenheit derer Eltern. Deswegen ist es wichtig, auch die Eltern in das Gespräch mit dem Kind oder Jugendlichen einzubeziehen. Man spricht hier von einer „komplexem Mehrpersonen-Konstellation", einer so genannten Triade, also einer Dreieckbeziehung, bestehend aus dem Arzt, dem erkrankten Kind und mindestens einem Elternteil (Damm et al., 2018, S. 77, nach Tates et al., 2002). In der Konsequenz sollte zu Beginn des Gespräches Klarheit darüber geschaffen werden, wer angesprochen wird und wer primär Antworten bereit stellt. Das sollte verbal auf einer sachlichen Ebene vom Arzt ausgedrückt werden (vgl. s.o., S. 78): „Bitte schildern Sie mir das Problem und dann werde ich Ihrem Kind zuhören; das ist wichtig für die Diagnose." (Damm et al., S.

77.). Sollten über die Eltern hinaus weitere Personen anwesend sein, müssen die Rollen geklärt werden. Begleitpersonen können darum gebeten werden, im Wartezimmer platz zu nehmen (vgl. s.o.).

Laut Watzlawick et al. (1967/ 2011) und Schulz von Thun (2013) findet Kommunikation auf mehreren Ebenen statt (s. Kapitel 2.2.1 Kommunikation nach Paul Watzlawick; s. Kapitel 2.2.2 Die vier Seiten einer Nachricht nach Schulz von Thun). Die Wahrnehmung von Kindern und Jugendlichen ist im Fühlen, Hören, Sehen und Denken anders als bei Erwachsenen. Die Ebenen der verbalen, nonverbalen und taktilen Kommunikation müssen vor diesem Hintergrund besonders beachtet werden. Es sei zu beachten *wie* man etwas sagt, nicht vorrangig *was* man sagt: Gerüche, Berührung, Stimmlage und Sprechgeschwindigkeit, aber auch eine kindgerecht gestaltete Umgebung machen eine gelingende Kommunikation mit Minderjährigen aus (vgl. Damm et al., 2018, S. 76). Nicht nur Blickkontakt auf Augenhöhe zu Beginn eines Arzt-Patienten-Gespräches, sondern auch ein Alters- und entwicklungsgerechtes Vorgehen mit entsprechender Kommunikation sollte beachtet werden: Die Vorstellung des Körpers und seiner Funktionen ist bei Kindern deutlich weniger ausgeprägt als bei Erwachsenen. In Gesprächen sollten deswegen immer Hilfsmittel zur verbalen Kommunikation hinzugezogen werden. So können Erklärungen mit Bildern und Zeichnungen unterstützt werden (vgl. s.o.). In Interaktion und Kommunikation mit Kindern gilt es sich der Meilensteine der kindlichen Entwicklung bewusst zu sein. So haben Vorschulkinder (drei bis sechs Jahre) noch kein Verständnis darüber, was es bedeutet (chronisch) krank zu sein, während Jugendliche (>11 Jahre) Krankheitsursachen als Zusammenwirkung unterschiedlicher Faktoren begreifen können, die Fähigkeit zu abstraktem und hypothetischem Denken besitzen, alternative Behandlungsmöglichkeiten diskutieren können, oder aber auch Kosten und Nutzen abwägen können und Konsequenzen einzuschätzen wissen (vgl. s.o., S. 78).

Patienorientierte Kommunikation ist laut Damm et al., (2018, S. 79) bei der Behandlung von Erwachsenen unumgänglich und mittlerweile berücksichtigt. Laut dem Recht der Minderjährigen auf Mitsprache, haben auch diese ein Recht auf Partizipation (vgl. UN-Kinderrechts-Konvention, Artikel 12, https://www.kinderrechtskonvention.info/beruecksichtigung-der-meinung-des-kindes-3581/). Zur Möglichkeit der Mitwirkung kann man Jugendliche beispielsweise darüber entscheiden lassen, ob Elternteile zu einem Zeitpunkt des Gespräches den Raum verlassen sollen, oder wer wo während des Gespräches platz nehmen soll. Autonomie sei zu fördern, indem man Fragen gezielt an die minderjährigen Patienten stelle (insofern die kognitive Reife der Heranwachsenden das zulässt) und die Antworten in Ruhe abwartet. Ggf. sollten Fragen widerholt werden. Die Sichtweise des Kindes/ Jugendlichen sollte eingeholt, verstanden und nicht korrigiert werden (vgl. Damm et al., 2018, S. 79). Das bedeutet Empathie und Wertschätzung für den (emotionalen) Zustand und die Sicht des Kindes/ Jugendlichen, was Laut Carl Rogers eine wichtige und grundlegende Haltung des Helfenden ist (vgl. Rogers, 1959, s. auch Kapitel 2.2.3 Klientenzentrierte Gesprächspsychotherapie: Empathie, Wertschätzung und Kongruenz).

Abschließend soll an dieser Stelle festgehalten werden: Bei Kindern und Jugendlichen trägt eine erfolgreiche Kommunikation einen maßgeblichen Anteil an Adhärenz, Kooperation und guten Behandlungsergebnissen. Die Kommunikation findet auf mehreren Ebenen statt. Insbesondere im Umgang mit Kindern seien deshalb kommunikative Einflussfaktoren wie: Stimmlage, Sprechgeschwindigkeit, die Umgebung, Gerüche und Berührungen zu berücksichtigen (vgl. Damm et al., 2018, S. 86).

3.3 Das Modell der sokratischen Gesprächsführung

Der sokratische Dialog findet hauptsächlich innerhalb der kognitiven Verhaltenstherapie Anwendung. Im Rahmen der Erklärung von Begrifflichkeiten wird der sokratische Dialog in explikativer Form angewendet (vgl. Einsle et al., 2015, S. 29). Die Begriffsbestimmung als solche ist hier zielführend. Konzepte und Begriffe automatischer Gedanken sollen definiert werden, damit einer Verständigungsgrundlage für die Therapie geschaffen werden kann (vgl. s.o., S. 69). Ein normativer sokratischer Dialog wird angewendet, um ethisch-moralische Konflikte zu klären, oder um Entscheidungen zu treffen (vgl. s.o., S. 29). Entscheidungen werden auf deren Nützlichkeit überprüft und auf deren Übereinstimmung mit den eigenen Werten (vgl. s.o., S. 73). Innerhalb der Psychotherapie ist der sokratische Dialog eine sehr komplexe Disputationstechnik. Diese Gesprächsführung ist insbesondere zur kognitiven Umstrukturierung besonders Hilfreich (vgl. s.o., S. 29).

Nach dem Vorbild der sokratischen Lehre soll dem Patienten [...] nicht in direktiver Form Wissen zur ‚Lösung' seiner Konflikte vermittelt werden. Stattdessen soll der Patient durch naive Fragen und durch eine geduldig, beharrliche Haltung des Therapeuten zu einer individuell nützlichen, zielorientierten und mit seinen Werten und Normen übereinstimmenden Entscheidung gelangen. (s.o.)

Zum sokratische Dialog gehören spezifischen Frage- und Disputationstechniken, sowie ein umfassender, prozesshafter und systematisierter Ablauf. Betroffene werden darin unterstützt, zu einer individuellen Wahrheit und zu individuellen Erkenntnissen zu finden (vgl. s.o.). Laut Staveman (2015) ist der sokratische Dialog ein „philosophisch orientierter Gesprächsstil, der durch eine nicht-wissende, naiv-fragende, um Verständnis bemühte, zugewandte, akzeptierende Therapeutenhaltung geprägt ist [...]" (S. 19). Folglich ist es Aufgabe der medizinischen Fachkraft, Patienten durch offenes, naives Fragen stringent und nach Regeln der Logik und Argumentation an individuelle Thematiken heranzubringen. Zielführend ist, vor dem lebensgeschichtlichen Hintergrund des Betroffenen für diesen als sinnvoll erachtete und eigenverantwortliche Lösungen für Probleme zu finden. Dies geschieht durch geleitetes Fragen. Der Patient soll zu einem individuellen Erkenntnisgewinn gelangen und hierdurch ein widerspruchsfreies und im Einklang mit den eigenen Werten stehendes Leben führen können (vgl. Einsle et al., 2015, S. 30 f.).

Ärzte sollten den Aussagen und dem Verhalten der Patienten mit Akzeptanz und Verständnis begegnen. Unklarheiten und Widersprüche werden nicht offen angesprochen, sondern erfragt. Dabei kann der eigenen Verunsicherung Ausdruck verliehen werden. Grundsätzlich ist es Aufgabe des Helfenden geduldig und beharrlich mangelnde Logik, Widersprüche und unrealistische Moral- und Normvorstellungen mittels bestimmter Fragetechniken erfahrbar zu machen (vgl. Einsle et al., 2015, S. 31). Mögliche Fragetypen sind: Einfaches und konkretes Nachfragen: *Wie gelangen Sie zu dieser Erkenntnis?*; Verständnis klärende Fragen*: Sind Sie so nett, mir das noch einmal zu erklären?*; oder beispielsweise auch Fragen aus dem empirischen Disput: *Was glauben Sie, wie wahrscheinlich ist es, dass Ihre Befürchtung tatsächlich eintritt?* (hierzu s. mehr u. vgl. Einsle et al., 2015, S. 33).

4. Anwendungsbezogener Teil

4.1 Missglücke Arzt-Patienten-Gespräche

In diesem Kapitel der Arbeit werden drei Patientenbeispiele dargestellt. In jedem Fall ist das diagnostische Verfahren bereits durchgeführt worden. Zunächst wird ein kurzer Fallbericht dargestellt (case report). Darauf folgen Informationen zur Diagnose und eine Problemdarstellung. Ein Fokus liegt schließlich auf dem Bericht der Jugendlichen über das Arzt-Patientengespräch zur Aufklärung über die Erkrankung und dem entsprechenden (gemeinsamen) therapeutischen Vorgehen von Arzt und PatientIn.

4.1.1 Der Fall Johanna

Case report. Johanna ist im Jahr 2007 geboren. Als Jugendliche wohnt sie bei ihren Eltern. Die Mutter ist 40 Jahre alt und Erzieherin. Der Vater ist 42 Jahre alt und von Beruf Monteur. Beide Eltern sind in ihrem Beruf tätig. Johanna hat eine kleine Schwester, Sophie, geboren 2017. Die Jugendliche besucht eine Gesamtschule im siebten Schuljahr. Das Mädchen ist recht verschlossen. Der Freundeskreis ist begrenzt. Johanna hat eine beste Freundin, die sie regelmäßig sieht und der sie sich gut anvertrauen kann. Die Eltern berichten, dass die Jugendliche sich ihnen gegenüber selten öffne und grundsätzlich Schwierigkeiten habe Vertrauen zu fassen. Das habe sich verschlechtert, seit dem Johanna ständig unter Müdigkeit und Schwindel litt. Aufgrund dieser Symptomatik suchen die Eltern mit dem Mädchen zunächst den Kinderarzt auf, der nach unzähligen Terminen schlussendlich die Verdachtsdiagnose Diabetes Mellitus Typ II stellt. Er überweist die Familie an einen Diabetologen weiter.

Diagnostik. In der Praxis des Diabetologen wird aufgrund der beschriebenen Symptomatik, aufgrund von Mehrfachtestungen des Langzeitzuckerwertes und des Blutzuckers (Glukoseresorptionstestung) die Diagnose Diabetes Mellitus Typ II, noch nicht insulinpflichtig, gestellt.

Problemdarstellung. Johanna ist eine Jugendliche mit der Diagnose Diabetes Mellitus Typ II. Die Erkrankung wird durch einen bewegungsarmen Lebensstil, unregelmäßige Malzeiten, bestehend hauptsächlich aus zuckereichen Lebensmitteln, begünstigt (vgl. gesund.bund, 2020, online zu finden unter: https://gesund.bund.de/diabetes-typ-2). Die Symptomatik der Erkrankung (Müdigkeit, Schwindel) verstärkt den bewegungsarmen Lebensstil. Die Eltern machen sich große Sorgen um ihre Tochter. Sie sind ratlos und wissen nicht wie sie ihrer Tochter helfen können, da Johanna sich den Eltern gegenüber verschließt und die Untersuchungen des Diabetologen nur ungerne hat durchführen lassen. Sie habe nach wochenlangem Krankheitsgefühl und unzähligen Terminen beim Kinderarzt (ohne positives Resultat) kein Vertrauen mehr in die Ärzte. Da sie aufgrund dessen gestresst sei, esse sie nun noch unregelmäßiger und ungesünder.

Das Aufklärungsgespräch zur Diagnosestellung und zu den weiteren Therapiemaßnahmen beim Diabetologen sei im Beisein der Eltern entsprechend ungünstig verlaufen. Johanna berichtet:

Bericht der Patientin. *Ja also das war so mit dem Arzt. Wir, also ich, Mama und Papa sind zum Arzt herein. Der saß hinter so einem so großen Tisch und wir auf der anderen Seite. Mama und Papa in der*

Mitte und ich rechts außen am Rand. Der Arzt hat die ganze Zeit immer nur Mama und Papa angeschaut.
Mich nur zwischendurch. Voll komisch, weil es doch eigentlich um mich geht. Manchmal war ich auch gar
nicht sicher, ob der jetzt mit mir redet oder mit meinen Eltern. Meine Schwester war auch mit und hat die
ganze Zeit nur rumgeschrien. Der Arzt hat voll schnell und leise gesprochen. ... Mir ging es die ganze Zeit
schon wieder so schlecht, aber das hat den nicht interessiert. Außerdem roch der Raum total doll nach
Desinfektionsmittel. Dadurch ist mir noch schlechter geworden. ... Naja, also, angeblich habe ich jetzt wohl
so eine Krankheit die heißt Diabetes Mellitus Typ II. Das hört sich schon ganz schön schlimm an. Und
irgendwie soll ich jetzt Sport machen und darf keine Süßigkeiten mehr essen. Wie soll das denn helfen? Mir
geht's doch eh schon so schlecht und jetzt darf ich mich noch nicht mal mehr ausruhen? ... Das Gespräch
war nach zehn Minuten dann vorbei. Besser geht es mir aber immer noch nicht. ... Mama und Papa haben
das bestimmt alles verstanden. Ich hab aber keine Lust mit denen schon wieder über alles zu reden.

4.1.2 Der Fall Maximilian

Case report. Maximilian ist 2003 geboren. Der 17-jährige hat keinen Kontakt mehr zu seinen
Eltern. Seit seinem zwölften Lebensjahr lebt er in einer Kinder- und Jugendwohngruppe. Zu diesem
Zeitpunkt entschloss das Jugendamt, dass er dort einen besseren Lebensort als bei seinen Eltern habe. In der
Jugendwohngruppe leben acht Jugendliche zwischen zwölf und siebzehn Jahren. Alle Jugendliche haben
einen sozialpädagogischen Unterstützungsbedarf. Die Erzieher haben wenig Zeit für die einzelnen
Jugendlichen und sind oft überfordert. Maximilian ist insbesondere an den Wochenenden oft auf Feiern bei
anderen Jugendlichen. Auch unter der Woche kommt er des Öfteren spät nach hause. In dieser Zeit
konsumiert Maximilian viel Alkohol. Das sei im Beisein anderer Jugendlicher selbstverständlich. Das
Trinkverhalten des Jugendlichen orientiert sich nunmehr seit einigen Wochen nicht mehr an den sozialen
Treffen mit seinem Freundeskreis. Mittlerweile muss der Jugendliche ab und zu auch an ruhigen Abenden
zuhause heimlich alkoholische Getränke konsumieren. Sonst zeigt sich folgende Symptomatik:
Kopfschmerzen, Zittern und Stimmungsschwankungen. Manchmal schafft es Maximilian den
Alkoholkonsum zu unterbinden. Das ist herausfordernd für ihn. Maximilian fällt das auf. Er macht sich
Sorgen in eine Alkoholabhängigkeit zu geraten und sucht deswegen seine Hausärztin auf. Insbesondere die
ständigen Kopfschmerzen würden ihn stören. Er entschließt sich dazu mit einer Vollmacht seines
Vormundes seine Hausärztin alleine zu besuchen.

Diagnostik. In der Praxis der Hausärztin wird festgestellt, dass Maximilian Risikoverhaltensweisen
zeigt (Verlangen nach Alkohol aufgrund von leichten Entzugssymptomen), die dauerhaft zu einer
Suchterkrankung führen können. Für die Hausärztin steht die Prävention der Erkrankung im Vordergrund.
Der Jugendliche möchte insbesondere eine Symptomreduktion.

Problemdarstellung. Max ist ein 17-jähriger Jugendlicher mit vielen sozialen Kontakten. Diese
Kontakte gehen einher mit übertriebenem Alkoholkonsum. Hinzu kommt, dass der Jugendlichen keinen
festen familiären Hintergrund hat und in seiner Jugendwohngruppe wenig Aufmerksamkeit und Fürsorge
bekommt. Er ist besorgt um eine mögliche Suchterkrankung, leidet unter der Symptomatik und zeigt
Bereitschaft zur Veränderung. Es handelt sich hier um einen Jugendlichen mit fehlenden, funktionalen

Beziehungen und sozialen Kontakten. Hinzu kommt ein Alltag mit unzureichender Struktur. Maximilian möchte gesund werden, fühlt sich aber insgesamt allein gelassen und sucht nun Rat bei seiner Hausärztin, der er bereit ist zu vertrauen:

Bericht des Patienten. *Also ich weiß nicht so recht. Das ging alles so schnell. Die Ärztin hat sehr laut und schnell mit mir gesprochen und Mitten im Gespräch Blut abgenommen. Es geht wohl nochmal um die Leberwerte?! ... Es ist wohl so, dass ich nicht unbedingt alkoholabhängig bin, aber es schon sein kann, dass ich irgendwann nicht mehr vom Alkohol weg komme. Sie meinte, ich sollte mir andere Freunde suchen und noch mal mit meinen Eltern reden. Die hat überhaupt nicht verstanden, wie allein ich bin. ... Naja, also ich hab jetzt verstanden, dass es noch nicht so schlimm ist und ich nicht abhängig bin. Dann muss ich wohl erst mal nichts machen. Was mit den Kopfschmerzen ist weiß ich allerdings immer noch nicht so recht. ... Außerdem hat die meine Antworten nicht abgewartet und mich ständig unterbrochen. Zwischendurch kamen auch mal die Arzthelferinnen rein. Das hat mich gestört!*

4.1.3 Der Fall Mika

Case report. Mika ist 2005 geboren. Er wohnt bei seiner Mutter, 40 Jahre alt, Lehrerin und alleinerziehend. Mika hat keine Geschwister. Sein Freundeskreis ist groß.

Mika leidet unter der Trennung seiner Eltern. Vor zwei Jahren ist der Vater des Jugendlichen ausgezogen. Kontakt besteht. Allerdings recht unregelmäßig. Seit aktuellem Schuljahr nehmen die Leistungen des Jugendlichen deutlich ab. Mika ist antriebslos, schläft viel und der Kontakt zu seinen Freunden ist deutlich reduziert. Das sei laut Kindesmutter sehr deutlich seit zwei Wochen zu beobachten. Zum Sport möchte Mika nun auch nicht mehr gehen. Mika schläft schlecht, ist traurig und lustlos und manchmal fühle sich innerlich leer. Seine Freunde trifft er nur noch an den Wochenenden. Aufgrund der dargelegten Symptomatik sucht die Mutter mit dem Jungen einen Kinder- und Jugendpsychiater auf.

Diagnostik. In der Praxis des Kinder- und Jugendpsychiater wird eine leichte Depression diagnostiziert. Dazu wurde eine ausführliche biographische Anamnese durchgeführt, sowie Selbst- und Fremdfragebögen verwendet. Organische Erkrankungen wurden ausgeschlossen. Das Suizidrisiko wurde insgesamt als sehr gering eingestuft.

Problemdarstellung. Mika ist ein fünfzehnjähriger Jugendlicher der seit zwei Wochen unter einer leichten depressiven Symptomatik leidet. Die Trennung der Eltern wird als mögliche Ursache gesehen. Aufgrund der Symptomatik ist Mika recht unmotiviert und antrieblos. Dennoch möchte er gerne mit dem Psychiater über die Trennung seiner Eltern reden. Mika berichtet von dem Gespräch nach der Diagnostik:

Bericht des Patienten. *Also wir sind in das Arztzimmer reingegangen und konnten uns dann einen Platz aussuchen. Da stand so ein Sofa und zwei Sessel und ich hab' mich dann auf das Sofa direkt vor dem Arzt gesetzt. Das war ganz schön da. ... Der Arzt hat mich die ganze Zeit angeschaut und meine Mutter ignoriert. Dann hat er gesagt, dass ich schon fünfzehn bin und meine Mutter eigentlich gar nicht dabei sein braucht. ... Also ich hab mich schon gefreut, dass der mir so gut zu gehört hat und ich von Mamas und Papas Trennung erzählen konnte, aber der hätte auch mal zwischendurch Mama was fragen können. Dann wäre das Gespräch für mich nicht so anstrengend gewesen. ... Angeblich habe ich eine leichte Depression*

und deswegen bin ich wohl immer müde und gehe nicht mehr raus uns so. ... Ich glaube, dass das immer so
bleiben wird. Ich bin ja selber schuld daran, dass es mir so schlecht geht. (Dysfunktionale Kognition)
Insgesamt war ich doch eher traurig bei dem Gespräch. Das war halt belastend alles. Also nochmal
muss ich das nicht machen. Es kam mir vor wie eine Ewigkeit.... Am Ende hatte ich Kopfschmerzen.
Wahrscheinlich weil der Arzt so laut geredet hat. Dann meinte der irgend was von solchen
„Handlungsalternativen". Also ich soll nicht einfach nur rumliegen, wenn ich traurig bin, sondern was
Schönes machen. Aber was denn bitte? Ich glaub es gibt gar nichts schönes mehr für mich. (Dysfunktionale
Kognition)

4.2 Gelingende Arzt-Patienten-Gespräche mittels sokratischer Gesprächsführung

Im Folgenden wird auf die im vorherigen Kapitel dargestellten Fallbeispiele Johanna, Maximilian und Mika eingegangen. Zunächst werden diese im Lichte gelingender Kommunikation unter Berücksichtigung der Kommunikationstheorien von Watzlawick (1967/ 2011) und Schulz von Thun (2013) diskutiert. Ebenfalls möchte ich im Rahmen dieser Diskussion die therapeutische Haltung nach Carl Rogers (1959) hinsichtlich Empathie, Wertschätzung und Kongruenz kurz beleuchten. Auch Aspekte der Kommunikation mit Kindern- und Jugendlichen werden miteinbezogen (Damm et al., 2018), sowie ein Blick auf die sokratische Gesprächsführung geworfen. Ziel ist eine exemplarische Darstellung gelingender Kommunikation der drei aufgeführten Fälle mit Hilfe des Modells der sokratischen Gesprächsführungen.

4.2.1 Der Fall Johanna

In diesem Fall gelingt es dem Arzt nicht, eine sichere Beziehungsebene mit der Jugendlichen einzugehen. Laut Watzlawicks zweitem Axiom ist das besonders wichtig. Die zwischenmenschliche Beziehung hat einen deutlichen Einfluss auf die Kommunikation. Auf Grundlage der Beziehung werden Aussagen (verbal und nonverbal) unterschiedlich interpretiert (vgl. Lubienetzki et al., 2020, S. 12 f.). Der Arzt nimmt keinen Blickkontakt beim Sprechen mit Johanna auf. Die nonverbale Kommunikation richtet sich insbesondere an die Eltern. Die Beziehung zwischen Arzt und Patienten ist folglich in diesem Fall sehr distanziert. Das wird auch über die Platzierung der Jugendlichen im Arztzimmer deutlich. Die Eltern sitzen in direktem Blickkontakt zum Arzt. Die komplexe Mehrpersonen-Konstellation wird von dem Arzt nicht berücksichtigt, was laut Damm et al. (2018, S. 77) bei jungen Patienten unbedingt zu beachten sei. Darüber hinaus missachtet der Arzt in diesem Sinne die Partizipation der Jugendlichen und scheitert an einer entwicklungsrechten Kommunikation im Hinblick auf die Aufklärung über die Erkrankung Diabetes Mellitus, Typ II. Es werden keine Hilfsmittel zur Kommunikation eingesetzt, wie Bilder zur Unterstützung des Krankheitsverständnisses (vgl. s.o., S. 76).

Schlussendlich fühlt sich Johanna wenig wertgeschätzt. Sie sagt: „Und irgendwie soll ich jetzt noch mehr Sport machen ... Wie soll mir das denn helfen? Mir geht's doch eh schon so schlecht...". Laut Carl Rogers ist es besonders wichtig in Gesprächen Bedingungen herzustellen, welche das Entwicklungspotential der Patienten aktiviert (vgl. Weinberger, 2013, S. 31). Die Einsicht über die Notwendigkeit einer Verhaltensveränderung (hier: mehr Sport und gesunde Ernährung) soll der Patient aus sich selbst heraus empfinden (vgl. s.o., S. 20, nach Rogers, 1961). Da der Arzt eine empathische und wertschätzende Haltung vernachlässigt, kann die Jugendliche ihr Entwicklungspotential nicht entfalten. Sie findet keine Einsicht in die Notwendigkeit der therapeutischen Maßnahmen. Deswegen muss für den Arzt in einem Gespräch mit dieser Jugendlichen die Erarbeitung einer vertrauensvollen Beziehungsebene und die Einsicht in die Notwendigkeit einer Verhaltensveränderung im Sinne der zwingend notwendigen therapeutischen Maßnahmen an erster Stelle stehen. Insbesondere die individuelle Problematik der Patientin sollte berücksichtigt werden: Johanna hat einen deutlichen Leidensdruck aufgrund ihrer Symptomatik und kann die therapeutischen Maßnahmen nicht nachvollziehen; in der Folge ist eine Verhaltensveränderung nicht möglich. Johanna misstraut dem Diabetologen, nicht zuletzt, da sie die Besuche beim Kinderarzt als Belastung und Enttäuschung wahrnahm. Mögliche, dysfunktionale Kognitionen hierzu sind: „Wenn mein Kinderarzt mir nicht helfen konnte, dann kann das niemand tun; Mir geht es schon so lange so schlecht. Das wird nicht mehr besser. Ich habe keine Kraft Sport zu treiben. Ich entscheide mich also gegen die Maßnahmen des Arztes."

Das Modell der sokratischen Gesprächsführung setzt an dieser Stelle an. Dysfunktionale Kognitionen können mittels der sokratischen Gesprächsführung aufgespalten werden. Patienten können eine für sich als sinnvoll betrachtete Lösung für ein Problem finden (hier: Reduktion der Symptomatik durch Verhaltensveränderungen, wie Sport und gesunde Ernährung) (vgl. Einsle et a., 2015, S. 29 f.). In *Kapitel 3.3.3. Das Modell der sokratischen Gesprächsführung* wurden die theoretischen Grundlagen bereits erläutert. An dieser Stelle soll nun ein beispielhafter Dialog unter Berücksichtigung der sokratischen Gesprächsführung veranschaulicht werden. Dieser befindet sich im Anhang A Exemplarischer Dialog: Johanna.

4.2.2. Der Fall Maximilian

Maximilian ist unsicher und besorgt. Er erwartet von der Ärztin Verständnis und Hilfe. Laut Watzlawicks fünftem Axiom verläuft Kommunikation entweder symmetrisch oder komplementär (vgl. 1967/ 2011, S. 81). In einem Arzt-Patientengespräch kann die komplementäre Kommunikation fokussiert werden: Arzt und Patient haben komplementäre Erwartungen voneinander, also unterschiedliches, aber zueinander passendes und erwartetes Verhalten (vgl. Lubienetzki et al., 2020, S. 15). In dem dargelegten Fall werden die aneinander gestellten Erwartungen nicht erfüllt. Die Kommunikation kann nicht erfolgreich verlaufen, da die Definition der Beziehung der Interaktionspartner nicht übereinstimmt. Der Jugendliche erwartet eine fürsorgliche und empathische Haltung der Ärztin (vgl. auch Rogers, 1956), diese verhält sich oberflächlich und wenig empathisch. Sie nimmt die Lebenswelt des Jugendlichen nicht wahr. Die Ärztin missachtet ein entwicklungsrechtes Vorgehen mit entsprechender Kommunikation. Laut Damm et al. (vgl. 2018, S. 76) ist Genanntes für gelingende Arzt-Patienten-Gespräche mit Kindern- und Jugendlichen insbesondere zu beachten. Maximilian ist ein siebzehnjähriger Jugendlicher. Altersentsprechend sind Jugendliche zu diesem Zeitpunkt der Entwicklung in der Lage Krankheitsursachen zu begreifen, das Zusammenwirken unterschiedlicher Faktoren zu verstehen und hypothetisch und abstrakt zu denken (vgl. s.o.). In diesem Fall aber sei die Vernachlässigung (fehlendes funktionales Umfeld, dysfunktionale

Beziehungen, Fremdunterbindung, wohlmöglich traumatische Erfahrungen innerhalb der Ursprungsfamilie) und damit einhergehend eine mögliche verzögerte Entwicklung des Jungen zu berücksichtigen. Die Ärztin geht hierauf nicht ein und behandelt den Jugendlichen dementsprechend nicht entwicklungsgerecht.

Darüber hinaus ist anzunehmen, dass sich die beiden Interaktionspartner in einem linearen Ursache-Wirkung-Verhältnis befinden (vgl. Watzlawick, 1967/ 2011, S. 67): Die Ärztin spricht besonders laut und forsch, der Jugendliche zieht sich zurück, da die Haltung der Ärztin nicht seinen Erwartungen entspricht und den Jugendlichen überfordert. Die Ärztin nimmt dieses Verhalten wahr und spricht folglich noch lauter. Der Jugendlichen kehrt noch mehr in sich zurück, usw..

Ebenfalls zu beachten seien die vier Seiten einer Nachricht nach Friedmann Schulz von Thun (2013). Insbesondere die dritte Seite einer Nachricht, nämlich die Selbstoffenbarung (vgl. Lubienetzki, 2020, S. 31), wird von der Ärztin missachtet. Das Verhalten des Jugendlichen offenbart seine Unsicherheit und seinen Wunsch nach Hilfe (Sucht aus eigener Kraft Hilfe, nimmt Blickkontakt zur Ärztin auf, sitz dabei in einer leicht zusammengesackten Körperhaltung, traurige Mimik). Die innerliche Haltung und die emotionalen Empfindungen des Jugendlichen drücken sich hierin aus und werden nicht berücksichtigt. Maximilian sendet implizite Botschaften, welche grundsätzlich nonverbal vom Sender vermittelt werden (vgl. s.o., S. 32, nach Schulz von Thun, 2013).

Das Gespräch zwischen Ärztin und Patient unterliegt ebenfalls einer mangelnden Struktur. Das Vorgehen der Ärztin ist nicht transparent im Vorhinein kommuniziert worden (unangekündigte Blutentnahme). Hinzu kommt, dass die Erklärung des Befundes (hier: Risikoverhaltensweisen für Alkoholabusus) nicht ausreichend ist. Dieses zählt zu den häufigen Fehlern, welche die Arzt-Patienten-Kommunikation maßgeblich stören (vgl. Invernizzi, 2018, S. 4, nach Decker, 2005).

In Maximilians Fall sollte eine Verhaltensveränderung Folgendes beinhalten: Die gegebene Tagesstruktur der Einrichtung sollte eingehalten werden (frühzeitig abends in die Einrichtung zurück kehren, um nicht mit den anderen Jugendlichen gemeinsam zu trinken). Anstatt bei vorliegender Symptomatik zum Alkohol zu greifen, können alternative Verhaltensweisen, wie Sport oder das Aufsuchen eines Erziehers überlegt werden. Darüber hinaus sollte der Jugendliche erkennen, dass sein Alkoholkonsum in enger Verbindung mit seinem sozialen Umfeld steht. Deswegen sollte ein funktionales soziales Umfeld aufgebaut werden. All jenes kann die Ärztin im Rahmen der Suchtprävention mit dem Patienten erarbeiten, indem diese zunächst Verständnis für die individuellen Bedürfnisse des Jugendlichen zeigt (Zuhören, Empathie und Wertschätzung, sowie Verständnis für die Situation) (vgl. Rogers, 1956). In einem zweiten Schritt kann dann mittels der Methodik der sokratischen Gesprächsführung ein Verständnis für die Erkrankung und Einsicht in die Notwendigkeit einer Verhaltensveränderung im Sinne der Prävention durch geleitetes Fragen erarbeitet werden. Mögliche verzerrte Kognitionen sind: „Ich bin sehr allein und brauche meine Freunde. Mit denen kann ich mich nur treffen, wenn ich auch mittrinke! Neue Freunde finde ich nicht.“

Der Dialog hierzu befindet sich in Anhang B Exemplarischer Dialog: Maximilian.

4.2.3 Der Fall Mika

Mika begegnet dem Psychiater zunächst mit einer offenen Haltung und nimmt eine Erleichterung zu Beginn des Gespräches wahr. Er kann von seinen Erfahrungen und Gedanken im Hinblick auf die Trennung der Eltern offen berichten. Das mag insgesamt mit der freundlichen Atmosphäre in der psychiatrischen Praxis liegen. Der äußere Bezugsrahmen ist stimmig (vgl. Invernizzi, 2018, S. 2). Im Laufe des Gesprächs wird dennoch deutlich, dass Mika mit der Situation überfordert ist. Gedanken an die Trennung seiner Eltern belasten den Fünfzehnjährigen. Der Psychiater führt Mika nicht vorsichtig, mit einer zurückhaltenden und geduldigen Haltung an die Thematik (Trennung der Eltern, Diagnostik einer leichten Depression) heran. Er überfordert den Jungen, indem er schnell und direktiv in die Thematik einsteigt. Das Gespräch wird vom Arzt gelenkt. Grundsätzlich sollten Patienten im Rahmen der sokratischen Gesprächsführung mittels offenem und naivem Fragen vorsichtig an Thematiken herangeführt werden (vgl. Einsle et al., 2015, S. 30 f.). Unter Berücksichtigung des lebensgeschichtlichen Hintergrundes müssen für den Patienten als sinnvoll empfundene Lösungswege erarbeitet werden (vgl. s.o.). In diesem Fall arbeitet der Psychiater Problemfokussiert (Trennung der Eltern) und vernachlässig die Erarbeitung einer individuellen Problemlösung. Dazu sollten die verzerrten Kognitionen des Jugendlichen („Ich glaube, dass das immer so bleiben wird. Ich bin ja selber schuld daran, dass es mir so schlecht geht.") unbedingt aufgedeckt und mittels sokratischer Techniken auf mangelnde Logik überprüft werden (vgl. s.o., S. 33).

Des Weiteren sei zu benennen, dass gesprächserleichternde Aussagen fehlen. Diese können mit Hilfe von offenen Fragen (Was könnte dazu geführt haben, dass es dir so schlecht geht?), die dem Einbezug des Patienten dienen, formuliert werden. Darüber hinaus fehlen Kommentare zum Ablauf der Behandlung (vgl., Levinson et al., 1997, S. 553-559). Letzteres hätte dem Jugendlichen womöglich das Gefühl überfordert zu sein genommen (Wissen darüber, dass das Gespräch begrenzt ist und die Belastung nicht dauerhaft anhält). Insgesamt wäre damit auch eine Möglichkeit gegeben, angemessene Erwartungen an das Gespräch mit dem Psychiater zu entwickeln (vgl. Bundesgesundheitsblatt, 2012, S. 1107). Womöglich wäre das einer guten Beziehungsebene der beiden Interaktionspartner dienlich gewesen (vgl. Watzlawick 1967/ 2911; vgl. Schulz von Thun, 2013).

Unter Berücksichtigung des Benannten kann eine ungestörte Kommunikation mit dem Ziel einer Aufspaltung verzerrter Kognitionen bei vorliegender Depression stattfinden. Exemplarisch befindet sich dazu ein Dialog in Anhang C Exemplarischer Dialog: Mika.

5 Handlungsempfehlungen zur Verbesserung der Kommunikation zwischen Arzt & Patient

5.1 Empfehlungen für Kinder und Jugendliche

In diesem Kapitel werden Handlungsempfehlungen bezugnehmend auf die in Kapitel 3.3.2 aufgeführten Besonderheiten zur Gestaltung erfolgreicher Kommunikation mit Kindern und Jugendlichen aufgeführt.

Wenn man zunächst die drei *Besonderheiten komplexe Mehrpersonen-Konstellation, Entwicklungsstand des Kindes/ Jugendlichen* und *Partizipation* betrachtet (s. Kapitel 3.2), ergeben sich daraus unterschiedliche Handlungsempfehlungen. Dazu zählt zu Beginn jedes Arzt-Patienten-Gespräches Klarheit darüber zu schaffen, in welcher Beziehung die Beteiligten zueinander stehen und wer primär angesprochen werden soll (ausschließlich bei Kleinkindern. Hier sind die Eltern der erste Ansprechpartner). Weiterhin sollte der Entwicklungsstand des Kindes berücksichtigt werden, um entsprechend über Krankheitsbilder aufklären zu können. Als Handlungsempfehlung sei deswegen diesbezüglich festzuhalten, dass im Vorhinein an (Erst)Gespräche so viel Informationen wie möglich über das Alter und die Lebensgeschichte des Kindes oder Jugendlichen in Erfahrung gebracht werden muss. Das kann im Vorhinein in einem Telefonat mit den Eltern abgeklärt werden.

Folglich können materialen, die dem Entwicklungsstand des Kindes gerecht werden im Vorhinein ausgewählt werden (z.B. Bilder, oder Modelle), um gezielt und erfolgreich auf kindlicher Ebene Wissen zu vermitteln. Ebenfalls wichtig: Die Ebenen der verbalen und nonverbalen Kommunikation müssen bei Kindern besonders berücksichtigt werden. Als Arzt sollte man im Umgang mit jungen Patienten auf eine adäquate Sprechgeschwindigkeit achten, sowie auf eine ruhige Stimmlage. Es sollten wenig Fachbegriffe benutzt werden. Auch Gestik und Mimik sind von besonderer Bedeutung: Zu Beginn eines jeden Gesprächs sollte ein freundlicher Blickkontakt mit zugeneigter Körperhaltung zum jungen Patienten aufgenommen werden. Diese Art der nonverbalen Kommunikation hat zugleich einen partizipativen Charakter. In Rahmen der Partizipation sind weiterhin folgende Handlungsempfehlungen auszusprechen: Insbesondere Jugendliche sollten darüber entscheiden können, ob deren Eltern an Arzt-Patienten-Gesprächen teilnehmen. Des Weiteren sollten Fragen des Arztes direkt an den jungen Patienten gerichtet sein. Dabei ist eine geduldige Haltung des Mediziners unumgänglich. Kritik oder Infragestellen der Aussagen sind zu vermeiden.

5.2 Umfassende Empfehlungen

An dieser Stelle sollen Handlungsempfehlungen bezugnehmend auf die im theoretischen Abschnitt dieser Arbeit (Kapitel 2) aufgeführten Modelle und Grundlagen zur Kommunikation abgeleitet werden. Hierbei beziehe ich mich auf das Kommunikationsmodell von Watzlawick (1967/ 2011) und von Schulz von Thun (2013), sowie auf die Gründe für gelingende Arzt-Patientengespräche. Die Methodik der sokratischen Gesprächsführung wird ebenfalls berücksichtigt (Kapitel 3.3.3).

Watzlawick und Kollegen (1967/ 2011) haben fünf Axiom zum Verständnis von Kommunikation aufgeführt (s. Kapitel 2.2.1 Kommunikation nach Paul Watzlawick). In diesem Sinne lassen sich u.a. folgende Empfehlungen für gelingende Kommunikation aussprechen: Botschaften werden nicht nur verbal gesendet, sondern auch nonverbal mittels Körperhaltung, Blick, Gestik und Mimik. Und zwar grundsätzlich, da man nicht nicht kommunizieren kann (vgl. Watzlawick et al., 1967/ 2011). Eine zugewandte und freundliche Körperhaltung signalisiert dem Gesprächspartner Offenheit und Interesse an seiner Person und ist damit förderlich für gelingende Kommunikation. Nonverbale Signale müssen beachtet werden.

Des Weiteren muss betont werden, dass gelingende Kommunikation einen zirkulären Charakter hat (vgl. Bamberger, 2015). Der Störung von Kommunikation ist insofern vorzubeugen, als dass man die eigenen Reaktionen auf den Gesprächspartner reflektieren kann: Reagiere ich mit Vorwürfen und Schuldzuweisungen und inwiefern wird dadurch die Reaktion meines Gesprächspartners beeinflusst? Oder kann es mir gelingen auf einer Sachebene zu agieren und die Zirkularität der Kommunikation aufrecht zuhalten? In ähnlicher Weise sollten die unterschiedlichen Ebenen der Kommunikation nach Schulz von Thun (2013) berücksichtigt werden (s. Kapitel 2.2.2 Die vier Seiten einer Nachricht nach Friedman Schulz von Thun): Reagiere ich auf den Sachinhalt einer Nachricht? Steht die Selbstoffenbarung des Partners im Vordergrund oder höre ich einen Appell aus der Nachricht heraus? Und: Inwiefern beeinflussen die nonverbal gesendete Signale den Sachinhalt meiner Nachricht? Stimmen die gesendete Signale überein und drücke ich mich klar aus?

Weiterhin möchte ich für Arzt-Patienten-Gespräche folgende, konkrete Empfehlungen aussprechen: Der emotionale Zustand des Patienten sollte wahrgenommen und zurückgemeldet werden. Ebenso ist es wichtig, auf dem sprachlichen Niveau des Patienten zu kommunizieren und die individuelle Wahrnehmung der Erkrankung zu verstehen und in der Kommunikation zu berücksichtigen: Wo befindet sich der Patient gedanklich? Versteht der Patient die Konsequenzen seines Verhaltens? Hat der Patient Ängste, die eine Barriere für die Behandlung darstellen? Diese Aspekte sind empathisch geprägt und besonders wichtig, denn sie fördern die Patientenzufriedenheit. Darüber hinaus sollten Ärzte Gesprächserleichternde Aussagen verwenden und den Ablauf der Behandlung fortlaufend kommentieren und erklären (s. Kapitel 2.2.4 Gründe für gelingende Arzt-Patienten-Gespräche; s. Kapitel 2.2.3 Klientenzentrierte Gesprächspsychotherapie: Empathie, Wertschätzung und Kongruenz).

Im Sinne der sokratischen Gesprächsführung sollten Ärzte besondere Fragetypen verwenden, um verzerrte Kognitionen aufzudecken. Widersprüche und hinderliche, verzerrte Vorstellungen können erfahrbar gemacht werden (vgl. Einsle et al., 2015). Zu den Fragetechniken zählt einfaches Nachfragen oder Konkretisieren, Fragen zur Verständnisklärung, oder aber auch Aussagen, welche die eigene Verwunderung ausdrücken oder Fragen, welche die Logik verzerrter Gedanken untersuchen (s. Kapitel 3.3.3 Das Modell der sokratischen Gesprächsführung).

6 Diskussion

An dieser Stelle werden nun die Ergebnisse dieser Arbeit zusammengefasst. Dazu wird ein Bezug der Ergebnisse zur Leitfrage, sowie zum theoretischen Teil dieser Arbeit hergestellt.

Diese Arbeit hat sich mit dem Thema *Sokratische Gesprächsführung in der Arzt-Patienten-Kommunikation* beschäftigt. Die Leitfrage lautete: Inwiefern ist eine gelingende Arzt-Patienten-Kommunikation unter Berücksichtigung der Methodik der sokratischen Gesprächsführung bei Jugendlichen möglich? Im Ergebnis zeigt sich, dass die sokratische Gesprächsführung, einhergehend mit einer naiven und geduldigen Haltung des Helfenden, junge Patienten darin unterstützen kann, zu einer individuellen und nützlichen Problemlösung zu gelangen. In Arzt-Patienten-Gesprächen mit Jugendlichen können dysfunktionale Kognitionen aufgedeckt und umstrukturiert werden. In der Folge lösen sich Barrieren der jungen Patienten, Offenheit für Problemeinsicht entstehen und Verhaltensveränderungen sind möglich. Dabei stellen u.a. die Berücksichtigung von Mehrpersonen-Konstellationen in Gesprächen, die Partizipation und ein entwicklungsgerechter Umgang mit Jugendlichen besondere Herausforderungen dar. Das lässt sich an den im methodischen Abschnitt dieser Arbeit dargestellten Arzt-Patienten-Gesprächen gut veranschaulichen.

Für Ärzte bedeutet Genanntes, dass die Berücksichtigung der sokratischen Gesprächsführung einen erheblichen Anteil zur Förderung von Problemeinsicht, Krankheitsverständnis und Lösungsfindung beitragen kann. Ein achtsamer Umgang mit der Art zu kommunizieren, kann grundsätzlich einen bestmöglichen, selbstbestimmten Heilungsprozess für Patienten gewährleisten.

Die im theoretischen Abschnitt dargelegten Grundlagen heben die Komplexität von Kommunikation hervor: Ärzte stehen vor der Herausforderung unterschiedliche Ebenen der Kommunikation zu berücksichtigen, die Beziehungsebene zu (jungen) Patienten förderlich zu gestalten, eine empathische und wertschätzende Haltung einzunehmen, sowie innerhalb des institutionellen Rahmens (Zeitdruck, Räumlichkeiten) zu agieren. Diese Anforderungen spiegeln sich ebenfalls in den dargelegten komplexen Handlungsempfehlungen zu gelingender Kommunikation wider.

7 Fazit & Ausblick

Alles in Allem zeigt die vorliegende Arbeit, dass eine gelingende Arzt-Patienten-Kommunikation besonderen Anforderungen unterliegt und dass das Modell der sokratischen Gesprächsführung diese Anforderungen in vielerlei Hinsicht würdigt. So gelingt mittels sokratischer Gesprächsführung u.a. Partizipation, oder die Förderung aktiver Teilnahme am Behandlungsprozess u. v. m..

Aufgrund der maßgeblichen Auswirkungen gelingender Kommunikation auf die Patientencompliance sollten Ärzte die Grundlagen gelingender Kommunikation berücksichtigen. Dazu können die in dieser Arbeit aufgeführten Handlungsempfehlungen umgesetzt werden. Grundsätzlich gefährden Ärzte, die die Kommunikation zu ihren Patienten missachten, den Behandlungserfolg der Betroffenen.

Literaturverzeichnis

Ambady, N., La Plante, D., Nguyen, T. et al. (2002). Surgeons' tone of voice: a clue to malpractice history. *Surgery, 132,* 5-9.

Bambegrer, G. G. (2015). Lösungsorientierte Beratung. Weinheim/ Basel: Beltz.

Damm L., Trapp E. M. (2018). Kommunikation mit Kindern und Jugendlichen. In Mayr J., Fasching G. (eds.*). Akutes Abdomen im Kindes- und Jugendalter* (S. 76-86). Berlin, Heidelberg: Springer.

Decker, S. A. (2005). Kommunikationsmuster zwischen Arzt und Patient bei emotionalen und psychosozialen Themen. Dissertation. Medizinische Fakultät der Albert- Ludwigs- Universität Freiburg.

Dibbelt, S. Schaidhammer, M., Fleischer, C., Greitemann, B. (2010). Patient-Arzt-Interaktion in der Rehabilitation: Gibt es einen Zusammenhang zwischen wahrgenommener Interaktionsqualität und langfristigen Behandlungsergebnissen? *Rehabilitation, 49,* 315-325.

Einsle, F., Hummel, K. V. (2015). Kognitive Umstrukturierung. Techniken der Verhaltenstherapie. Weinheim, Basel: Beltz.

Faller, H. (2012). Patientenorientierte Kommunikation in der Arzt-Patienten-Kommunikation. *Bundesgesundheitsblatt, 55,* 1106 – 1112.

Farin, E. (2010). Die Patienten-Behandler-Kommunikation bei chronischen Krankheiten: Überblick über den Forschungsstand in ausgewählten Themenbereichen. *Rehabilitation, 49,* 277-291.

Gesund.bund - Verlässliche Informationen für Ihre Gesundheit (2020). Krankheiten. Diabetes Typ 2. Online zu finden unter: https://gesund.bund.de/diabetes-typ-2 (letzter Zugriff am 29.11.2010).

Haerter, M., Loh, A., Spies, C. (Hrsg.) (2005). Gemeinsam entscheiden - erfolgreich behandeln. Köln: Deutscher Ärzte Verlag.

HLS-EU Consortium (2012). Comparative Report of Health Literacy in eight EU Member States. The European Health Literacy Survey HLS-EU (Second Extended and Revised Version).

Invernizzi, F. (2018). Arzt-Patienten-Verhältnis. Eine gelungene Kommunikation stärkt die Zufriedenheit. *Forschung & Lehre, 10/18,* 1-10 (gedruckte Version). Online zu finden unter: https://forschung-und-lehre.de/zeitfragen/eine-gelungene-kommunikation-staerkt-die-zufriedenheit-1104/. Letzter Zugriff am 21.11.2020.

Lamers, W. M. (2017). Arzt-Patineten-Kommunikation. Mehr Klartext, weniger Fachjargon. Online zu finden unter: https://www.aerzteblatt.de/archiv/186448/Arzt-Patienten-Kommunikation-Mehr-Klartext-weniger-Fachjargon (letzter Zugriff am 10.11.2020).

Loh, A., Simon, D., Kriston, L., Haerter, M. (2007). Patientenbeteiligung bei medizinischen Entscheidungen. *Deutsches Ärzteblatt, 104,* 1483-1488.

Lubienetzki U., Schüler-Lubienetzki H. (2020). Verbale und nonverbale Kommunikation. In:

U. Lubienetzki & H. Schüler-Lubienetzki, Was wir uns wie sagen und zeigen. Psychologie für Studium und Beruf. Berlin, Heidel berg: Springer.

Kolpatzik, K., Shaeffer, D., Vogt, D. (2018). Förderung der Gesundheitskompetenz – eine Aufgabe der Pflege. Jg. 18, 2, 7-14.

Levinson, W., Roter, D., Mullooly, J. P. (1997). Physician-patient communication: the relationship with malpractice claims along primary care physicians and surgeons. *JAMA, 277,* 553-559.

Neumann, M. Bensning, J. Mercer, S. W. et al. (2009). Analyzing the „nature" and „specific effectiveness" of clinical empathy: a theoretical overview and contribution towards a theory based research. *Patient Education Counseling, 74,* 339-346.

Robert Koch-Institut (Hrsg.) (2006). Bürger- und Patientenorientierung im Gesundheitswesen. Robert Koch-Institut, Berlin.

Rogers, C. R. (1959). Eine Theorie der Psychotherapie, der Persönlichkeit und der zwischenmenschlichen Beziehungen. Köln: GwG/ München: Reinhardt (2009).

Rogers, C. R. (1961). Entwicklung der Persönlichkeit. Stuttgart: Ernst Klett.

Rogers, C. R. (1997). Therapeut und Klient. München: Kindler/ Frankfurt a. M.: Fischer Taschenbuch (2010).

Quenzel, G., Schaeffer, D., Messer, M., Vogt, D. (2015). Gesundheitskompetenz bildungsferner Jugendlicher. *Bundesgesundheitsbl*att, *58,* 951–957.

Schaeffer, D., Vogt, D., Berens, E. M., Hurrelmann, K. (2016). Gesundheitskompetenz der Bevölkerung in Deutschland: Ergebnisbericht. Bielefeld: Universität Bielefeld.

Schröter, F. (2014). Kommunikation zwischen Arzt und Patient. Aspekte bei der Begutachtung. *Trauma und Berufskrankheit – Supplement I, 16,* 26-30.

Schulz von Thun, F. (2010 & 2013). Miteinander reden 1 – Störungen und Klärungen. Hamburg, Reinbek: Rowohlt.

Shannon, C. E., Weaver, W. (1972). The methmatical theory of communication. Urbana: University of Illinois Press.

Spektrum. Online Wörterbuch der Psychologie (2020). *Axiom:* https://www.spektrum.de/lexikon/psychologie/axiom/1865. Letzter Zugriff am 14.11.2020).

Stavemann, H. H. (2015). Sokratische Gesprächsführung in der Therapie und Beratung. Weinheim: Beltz.

Stewart, M., Brown, J. B., Donner A. et al. (2000). The impact of patient-centered care on outcomes. *Journal of Family Practice, 49,* 796-804.

Tates, K., Elbers, E., Meeuvesen, L. (2002). Doctor-patient-child relationship: a 'pas de trois'. *Patient Education Counseling, 48,* 5-14.

UN-Kinderrechts-Konvention (2013). Berücksichtigung der Meinung des Kindes. Artikel 12 Absatz 1. Online zu finden unter: https://www.kinderrechtskonvention.info/beruecksichtigung-der-meinung-des-kindes-3581/. Letzter Zugriff am 20.11.2020.

Watzlawick, P., Beavin, J. H., Jackson, D. D. (1967/2011). Menschliche Kommunikation –
   Formen, Störungen, Paradoxien (12. Auflage 2011; Originalausgabe: Pragmatics of Human
   Communication. New York: Nortin, 1967). Bern: Huber.

Watzlawick, P., Beavin, J. H., Jackson, D. D. (2017). Menschliche Kommunikation –
   Formen, Störungen, Paradoxien. 13. Auflage. Bern: Hogrefe.

Weinberger, S. (2013). Klientenzentrierte Gesprächsführung. Lern- und Praxisanleitung für
   psychosoziale Berufe. Weinheim, Basel: Beltz Juventa.

Zok, K. (2014). Unterschiede bei der Gesundheitskompetenz. Ergebnisse der bundesweiten
   Repräsentativ-Umfrage unter gesetzlich Versicherten. WIdO-Monitor, Jg. 11, 2, 1-12.

Anhang A Exemplarischer Dialog: Johanna

Zur Situation: Johanna nimmt mit ihrem Eltern gemeinsam im Arztzimmer platz. Die Eltern sitzen links und rechts neben der Jugendlichen auf einem Sofa. Der Arzt befindet sind mittig davor, so dass zu Johanna direkten Blickkontakt aufnehmen kann. Auf dem Tisch liegen laminierte Bilder, die der Wissensvermittlung über die Krankheit dienen. Der Arzt spricht langsam und mit zugewandter Körperhaltung und erklärt zu Beginn des Gespräches, dass er die Eltern bittet, sich bedeckt im Hintergrund zu halten. Zum Ende des Gesprächs bestünde für die Eltern die Möglichkeit Fragen zu stellen. Die Begrüßung fand bereits statt (Händedruck; Aufklärung über die Gesprächsstruktur).

...

Arzt: Johanna, wir haben nun zusammen überlegt, dass es sinnvoll ist darüber zu sprechen, dass es dir nicht gut geht. So können wir eine gute Lösung für dich finden.

Johanna*: Ja.*

Arzt: Wir haben uns soeben gemeinsam angeschaut, warum es dir so schlecht geht.

Johanna*: Ja. Weil ich Diabetes Mellitus Typ II habe ist mir schwindelig ist und ich bin immer müde. Das liegt daran, dass ich die Energie aus den Lebensmitteln nicht richtig verwerten kann. ... Ich bin aber immer schwach und weiß nicht mehr was ich machen soll. Sie haben ja gesagt, dass ich Sport machen sollte und dass wir zusammen noch mal überlegen müssen, was gesunde Ernährung ist. Mir geht es aber schon so lange schlecht und mein Kinderarzt konnte auch nichts machen. Ich habe wenig Hoffnung.*
(verzerrte Kognition!)

Arzt: Sag mal, Johanna, wie wäre es für dich, wenn es dir plötzlich wieder gut ginge? Was würdest du dann schönes machen?

Johanna*: Wenn ich gesund wäre? Dann würde ich mich viel öfter mit meiner besten Freundin treffen. Ich glaube, ich könnte dann auch mit Mama und Papa wieder besser sprechen* (guckt bedrückt nach links und rechts). *Generell wäre ich viel mehr draußen und ich würde mich einfach wieder gut fühlen.*

Arzt: Und was glaubst du Johanna, wäre das nicht schön, wenn du all diese Dinge wieder tun könntest?

Johanna*: Ja klar.*

Arzt: Und sag mal Johanna, du hast doch die anderen Jugendlichen im Wartezimmer gesehen?

Johanna*: Ja.*

Arzt: Da war eben eine Patientin, der ging es genau so schlecht wie dir und jetzt ist sie fast wieder gesund. Was glaubst du wie sie das geschafft hat?

Johanna*: Die hat vielleicht gesünder gegessen?*

Arzt. Genau so ist es. Gut erraten, Johanna! Ja, was könnte sich das Mädchen gedacht haben?

Johanna*: Mh... Vielleicht wollte Sie auch wieder ihre Freunde treffen und ist deswegen wieder zum Sport gegangen und hat auf ihr Essen geachtet? Sie könnte also gedacht haben, dass man wieder gesund wird, wenn man sich an Ihre Vorschläge hält.*

Arzt: Sehr gute Idee. Können wir beiden das so festhalten: Wenn man gesund sein möchte, muss man Sport machen und sich gesund ernähren? Dann geht es einem schnell wieder besser. (funkt. Kogn.)

Johanna. *Ja.* Das kann man bestimmt so sagen (wirkt erleichtert. Hat nun offene Körperhaltung dem Arzt gegenüber). *Was könnte ich denn Essen, was gesund ist?*

Arzt: Das ist eine sehr gute Frage. Super Johanna! Also, ...

…

Mittels dieser Art der Gesprächsführung und durch den Perspektivwechsel gelingt es der Jugendlichen, neue funktionale Kognitionen zu entwickeln. Die Notwendigkeit einer Verhaltensveränderung wird erkannt. Hierzu trägt insbesondere einfaches und konkretes Nachfragen bei (Konkretisieren der Ziele der Jugendliche: Mit Freundin treffen; Ableitung der Konsequenzen bei Genesung: Angenehmes Körpergefühl empfinden) (vgl. Fragetechniken: Einsle et al., 2015, S. 33).

Anhang B Exemplarischer Dialog: Maximilian

Die Umgebung ist ruhig. Vor dem Behandlungszimmer der Ärztin hängt ein Schild auf dem geschrieben steht: „Bitte nicht stören." Maximilian und die Ärztin nehmen gemeinsam nach einer Begrüßung an einem Beratungstisch platz.

Ärztin: Maximilian, wie schön dich wieder zusehen. Wir haben uns ja vor einigen Wochen bereits getroffen und darüber gesprochen, dass du oft Kopfschmerzen und Stimmungsschwankungen hast. Du hast gesagt, dass du dann Alkohol konsumierst und dir nun Sorgen darüber machst, alkoholabhängig zu werden.

Maximilian: Ja genau, so ist das. (guckt nach unten und schämt sich)

Ärztin: Das hast du richtig gut gemacht. Ich freue mich darüber, dass du mit seinen Sorgen zu mir gekommen bist. Super!

Maximilian: Schweigt. Schaut die Ärztin erleichtert an.

Ärztin: Ich sehe auch, dass es dir nicht richtig gut geht. Du wirkst sehr ruhig und zurückgezogen auf mich. Gerne möchte ich dir helfen. Deswegen werden wir nun in Ruhe darüber reden, was du gezielt tun kannst, damit du weniger trinkst. Ich bin mir ganz sicher, dass du das sehr gut schaffen kannst. Das sehe ich daran, dass du den Mut hattest zu mir zu kommen. Am Ende unseres Gesprächs würde ich gerne noch mal Blut abnehmen. In Ordnung?

Maximilian: Ja klar. Und vielen Dank. ... Wie soll das denn gehen einfach weniger trinken? Das hab ich ja schon probiert und das ist voll schwierig.

Ärztin: Maximilian, lass mich das nochmal richtig verstehen: Wann trinkst du genau? Oder: Wo befindest du dich wenn du viel trinkst?

Maximilian: Dann bin ich bei meinen Kollegen. Also meine Freunde trinken alle und das ist ja peinlich wenn ich nicht mit mache.

Ärztin: Wie genau muss ich mir das vorstellen?

Maximilian: Ja, wir treffen uns halt mit zehn Leuten oder so und dann trinken wir. Sonst bin ich auch sehr allein.

Ärztin: Also lass mich das mal festhalten: Du fühlst dich sehr allein. Wenn du dich dann mit deinen Freunden triffst geht es dir besser. Aber Freunde hast du nur, wenn du auch mittrinkst? (dysf. Kogn.)

Maximilian: Ja genau so ist das. Und die Freunde sind mir total wichtig. Das geht nicht ohne Trinken.

Ärztin: Achso? Also das wundert mich. Auf der einen Seite musst du mittrinken. Und auf der anderen Seite beschreibst du mir große Sorgen und Angst davor alkoholabhängig zu werden. Was glaubst du denn, trinken alle Jugendlichen so viel wie du und deine Freunde?

Maximilian: Ach nein, Quatsch. Wir übertreiben das schon.

Ärztin: Okay, also du siehst, dass euer Trinkverhalten nicht normal ist. Was würdest du denn sagen, bist du ein Mensch der schnell neue Freunde findet? Vielleicht jene, die nicht sehr viel trinken? Immerhin ist es dir ja auch gelungen zu den jetzigen Freunden Kontakt aufzubauen?

Maximilian: Ja also, schwierig. Wobei, also ich kenne ja so viele Jugendliche, auch aus der Wohngruppe und die trinken nicht so viel.

Ärztin: Und wie wäre das für dich: Ein Freundeskreis auf den man sich verlassen kann, wenn man allein ist, ohne das man Trinken muss? Wie würde es dir dann damit gehen?

Maximilian: Ach das ist ein toller Gedanke. Dann hätte ich was ich brauche. Freunde, und ich wäre gesund bzw. würden die Kopfschmerzen auch weggehen.

Ärztin: Ist das ein Weg für dich glücklich zu sein?

Maximilian: Ja auf jeden Fall. Aber wie soll ich das machen?

Ärztin: Max, ich fände es richtig stark von dir, wenn du zu unserem nächsten Gespräch eine Erzieherin aus deiner Wohngruppe mitbringen würdest. Dann könnten wie zusammen überlegen, was du unternehmen kannst, wenn es dir nicht gut geht.

Maximilian: In Ordnung.

Ärztin: ...

...

An dieser Stelle hat die Ärztin den sokratischen Dialog genutzt, um eine Einsicht in die Notwendigkeit von Verhaltensveränderungen (Freundeskreis neu aufbauen) bei Maximilian zu bewirken. Dazu nutzt Sie Fragen zu Verständnisklärung, Fragen, welche die eigene Verwunderung ausdrücken und einfaches, sowie konkretes Nachfragen (hierzu vgl. auch Einsle et al., 2015, S. 33).

Die nun offene und vertrauensvolle Haltung des Jugendlichen erlaubt eine entwicklungsgerechte Aufklärung über die Risiken zur Suchterkrankung zu einem späteren Zeitpunkt. Maximilian sperrt sich der Problemlösung nicht und kann der Ärztin motiviert zuhören. Letzteres ist ebenfalls auf die empathische und wertschätzende Haltung der Ärztin zurückzuführen.

Anhang C Exemplarischer Dialog: Mika

…

Arzt: Sag mal Mika, du hast doch einen großen Freundeskreis, oder?

Mika: *Ja. Der ist echt groß.*

Arzt: Das ist ja wirklich toll! Aber wie ist das Mika, bist du der einzige dem es mal schlecht geht?

Mika: *Nee. Also das ist unterschiedlich. Bei Jan ist das so, dass der auch manchmal durchhängt. Der ist dann auch echt oft zuhause. Mama hat davon auch schon gehört.*

Arzt: Ah, das ist ja interessant. Ist das so? (Schaut Mikas Mutter an).

Kindesmutter: *Ja, das stimmt. Also ich habe mit der Mutter von Jan neulich gesprochen. Und die hat davon berichtet.*

Arzt: Das ist sehr wichtig, was du und deine Mutter erzählen, Mika. Was denkt Jan wohl warum es ihm mal nicht so gut geht?

Mika: *Is` wohl schwer zu sagen. Der macht sich da nicht sonen Kopf und fängt sich immer wieder. Geht dann einfach raus und trifft sich mit uns und so. … Der meinte wohl, dass man das mal hätte- also dass es auch ein bisschen normal ist, dass es einem mal nicht so gut geht. Die Eltern sind schon voll lange getrennt.*

Arzt: Aha! Na das hast du ja super erklärt. Und wie erstaunlich das ist!
Also, ich fasse das mal zusammen: Jans Eltern sind auch getrennt. Jan geht es manchmal wie dir und er ist traurig. Jan schafft es trotzdem, immer wieder gut zu sich zu finden.
Ist das so richtig?

Mika: *Ja. Stimmt so.*

Arzt: Na, was denkt sich Jan dann wohl, wenn er eine depressive Phase hat? (Klärt hier auch über Symptomatik der Krankheitsbildes auf)

Mika: *Er denkt: Ich bin nicht daran Schuld, dass es mir schlecht geht. Und er denkt: Es geht mir bestimmt bald schon besser!*

Arzt: Gut Mika! Schreibt das mal bitte auf: Bald geht es mir besser. Ich bin nicht daran Schuld, dass es mir schlecht geht. (Vermittlung funktionaler Kognitionen)

Mika: *Hab` ich.*

Arzt: Was hast du nun für ein Gefühl, wenn dir dieser Gedanke durch den Kopf geht?

Mika: *Das fühlt sich gut an.*

Arzt: Sag mal Mika, kannst du für unser nächstes Treffen mal solche gute Gedanken sammeln und aufschreiben wie man sich bei diesen Gedanken fühlt?

Mika: *Ja, das macht ja Sinn. Also eigentlich tut das ja wirklich gut sich mal nicht so traurig zu fühlen und sich für alles die Schuld zu geben.*

…

Zunächst wurden dysfunktionale Kognitionen aufgedeckt und funktionale Kognitionen als Alternative erarbeitet. Der Jugendliche wurde dabei darauf aufmerksam gemacht, dass funktionale

Kognitionen mit positiven Gedanken einhergehen und die depressive Symptomatik lindern. Letzteres führt zu einer offeneren Haltung des Jugendlichen im Umgang mit der Depression. In der Folge können therapeutische Maßnahmen besser angenommen werden.

In weiteren Gesprächen mit dem Psychiater kann schließlich über die Trennung der Eltern gesprochen werden und diese Schritt für Schritt verarbeitet werden. Das ist nun möglich, da sich mittels naiver sokratischer Fragetechnik eine erste emotionale Entlastung bei Mika eingestellt hat (vgl. Einsle et al., 2015, S. 33). Fortlaufend können auch individuelle Lösungsschritte erarbeitet werden (vgl. s.o.). Dazu könnten u.a. Handlungsalternativen zu depressiven Verhaltensweisen zählen.

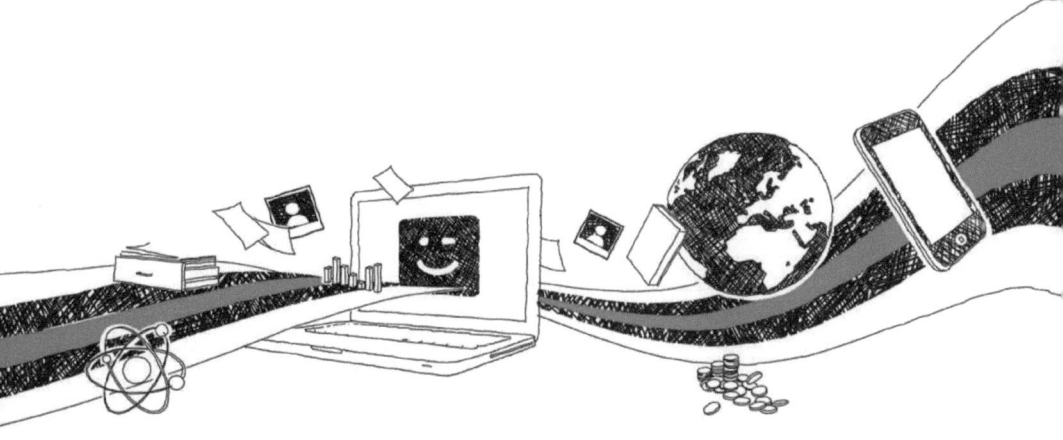
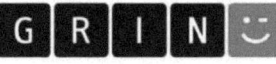